C. Heiligensetzer
S. Buchfink
H.-J. Herschlein
M. Huber
A. Schaffert
R. R. Zink

FRANÇAIS
DEUTSCH
ARABISCH
عَرَبيّ

setzer verlag

tip doc home

Arzt-Patient-Gespräch in Bildern
Discussion docteur-patient en images
… والمريض في صور

W0333657

Christina Heiligensetzer (Herausgeberin)
tıp doc home – Arzt-Patient-Gespräch in Bildern, französisch – deutsch – arabisch

Autoren: Dr. med. Christina Heiligensetzer (Fachärztin für Urologie) – Unter Mitarbeit von: Safiye Buchfink (Zahnärztin), Prof. Dr. med. Hans-Joachim Herschlein (Facharzt für Gynäkologie), Dr. med. Meike Huber (Fachärztin für Pädiatrie), Dr. med. Andreas Schaffert (Facharzt für Allgemeinmedizin), Dr. med. René R. Zink (Facharzt für Orthopädie) – **Übersetzung:** Deutsch-Palästinensisches Ärzteforum e. V. (Studentengruppe), Arabmed AG an der Charité, Bild und Sprache e. V. – **Bildgebung:** Alf Setzer und Christina Heiligensetzer – **Buchgestaltung:** Eva Knoll, Stuttgart

Lieber Leser – die Medizin unterliegt heutzutage einem ständigen Wandel. Die Autoren haben mit großer Gewissenhaftigkeit geprüft, dass die in diesem Werk gemachten Angaben dem heutigen Wissensstand und den Erfordernissen der Medizin entsprechen. Dennoch entbindet dies den Nutzer nicht von der Pflicht, anhand der Beipackzettel, der aktuellen medizinischen Veröffentlichungen und von Wörterbüchern die Angaben zu überprüfen und Rücksprache mit seinem behandelnden Arzt resp. mit einem Spezialisten oder Dolmetscher zu halten. Die Verordnung und Einnahme geschieht in eigener Verantwortung.

Cher lecteur – l'information présentée dans ce livre a été minutieusement vérifiée. Cependant si vous avez un problème de compréhension n'hésitez pas à faire appel à un interprète. En aucun cas ne serons nous responsables de traitements incorrects, thérapies et applications dûs à l´utilisation de ce livre.

Dieses Werk und alle seine Teile sind urheberrechtlich geschützt. Die Verwertung der Texte und Bilder, Photographien und Graphiken, Nachdruck, Vervielfältigungen in jeder Form, Speicherung, Sendung oder Übertragung des Werks ganz oder teilweise auf Papier oder die Verarbeitung mit elektronischen Systemen wie Film, Daten- oder Tonträgern einschließlich zukünftiger Medien sind ohne Zustimmung des Verlags unzulässig und strafbar. Dies gilt auch für Übersetzungen und Übertragungen in andere Sprachen und Länder.

© setzer verlag, 2010
alf setzer, seyfferstraße 53, 70197 stuttgart
www.setzer-verlag.de, info@setzer-verlag.de
ISBN 978-3-9812458-4-4

Contenu	Inhalt	المحتوى	

Merci	Wir sagen DANKE	شكراً

Quynh Bach, Stuttgart
Marion Dumas, Fontainebleau/New York
Erika Binder, Fachärztin für Gynäkologie, Stuttgart
Daniela Arias, Valladolid/Berlin
Emil, Emma, Marlene und Wendelin, stud. vit., Stuttgart
Peter Forstmann, Reeseberg-Apotheke, Hamburg
Mathilde Heiligensetzer, Betzigau
Prof. Dr. Katrin Höhmann, Pädagogische Hochschule, Ludwigsburg
Mamon Dweek, Berlin
Ortema GmbH, Orthopädietechnik, Waiblingen/Markgröningen
WiVa Med, Praxis für Physiotherapie, Waiblingen

insbesondere

Stabsstelle des Integrationsbeauftragten der Landesregierung Baden-Württemberg
Bild und Sprache e. V.

und viele andere

Vocabulaire	Vokabeln	مفردات
oui	ja	نعم
non	nein	لا
s'il-vous-plaît	bitte	من فضلك
merci	danke	شكراً
Pardon!	Entschuldigung!	عفواً !
Je m'appelle …	Ich heiße …	اسمي هو …
Comment vous appelez-vous?	Wie heißen Sie?	ما هو اسم حضرتك ؟
Comment allez-vous?	Wie geht es Ihnen?	كيف حال حضرتك؟
Bonjour!	Guten Morgen!	صباح الخير !
Bonjour!	Guten Tag!	اتمنى لك يوم سعيد!
Bonne nuit!	Gute Nacht!	تصبح على خير !
Au revoir!	Auf Wiedersehen!	الى اللقاء!
Je ne veux pas.	Ich will/möchte nicht.	لا اريد/لا أرغب.
Je ne peux pas.	Ich kann nicht.	لا استطيع.

Préface | Einführung | مقدمة

Cher lecteur,

Depuis longtemps nous sommes mécontents de ne pouvoir mieux communiquer avec nos patients de langue étrangère. Nous n'avons pu trouvé de traduction efficace. C'est pour cela que nous avons pris nous mêmes le stylo. Et c'est comme ça que ce livre est né. La structure illustrées et les références vous aident à rendre la communication plus fluide. Nous avons essayé de regrouper les termes tels qu'ils apparaissent naturellement dans une conversation avec un patient.

Les pages intitulées A et B et qui contiennent les sections *FAQ* et *Nombres et temps* sont faites pour être séparées du livre afin qu'elles puissent être posées à côté de n'importe quel autre texte. En utilisant des phrases courtes nous avons essayé de faire en sorte que tout le monde puisse, en quelques secondes, comprendre et interpréter les images. Dans un livret complémentaire se trouve le thème Urologie. Ce livre ne remplace pas une discussion pre-opératoire ou la révélation d´un cancer. Nous pensons que ces discussions docteur-patient ont besoin d´un interprète et sont irremplaçables.

Ce livre s'est construit sur la base d'une initiative privée réunissant l'expérience de nombreuses personnes. Nous ne prétendons pas à la perfection. Si vous avez besoin de plus de vocabulaire ou si vous avez d'autres idées, n'hésitez pas à nous les faire parvenir, soit directement soit par le biais de notre association *Bild und Sprache e. V.*. Sur la page Internet de l'association, *www.medi-bild.de* vous pouvez trouver des termes supplémentaires et télécharger le matériel.

Nous souhaitons à tous nos patients un bon rétablissement, une bonne santé et souhaitons également que nous puissions mieux nous comprendre.

Les auteurs

Préface | Einführung | مقدمة

Lieber Leser,

über Jahre hinweg waren wir unzufrieden, dass wir als Ärzte uns mit unseren fremdsprachigen Patienten oft nicht ausreichend verständigen konnten. Funktionierende Übersetzungshilfen für die Praxis haben wir nicht gefunden. Darum nahmen wir den Zeichenstift selbst in die Hand. Entstanden ist dieses Buch.

Die farbige Gliederung und Querverweise helfen dabei, sich schnell zu verständigen. Im Interesse einer höchstmöglichen Praktikabilität haben wir uns bemüht, die Begriffe so zu gruppieren, wie sie im Patientengespräch häufig zusammenhängend vorkommen. Seite A und B mit *Häufigen Fragen* und *Zahlen und Zeiten* sind zum Heraustrennen, damit man sie neben jede andere Seite legen kann. Durch knappe Untertitel ist sichergestellt, dass alle den Sinn eines Bildes und der Übersetzung in Sekundenschnelle erfassen können. Das Kapitel Urologie ist gesondert in einem Begleitheft erschienen.

Das Buch ersetzt nicht das Aufklärungsgespräch vor Operationen. Ebenso haben wir auf die Aufklärung einer Krebskrankheit verzichtet. Für diese Gespräche halten wir die Hilfe eines geschulten Dolmetschers für unersetzbar.

Dieses Buch ist das Ergebnis einer Privatinitiative, die davon lebt, dass viele Menschen ihre Erfahrungen einbringen. So haben wir in der 2. Auflage auf Ihre Wünsche hin viele neue Begriffe eingearbeitet. Wir erheben keinen Anspruch auf Perfektion und freuen uns immer über Anregungen. Wenn Sie weitere Vokabeln benötigen oder Ideen haben, wenden Sie sich gerne an uns oder den Verein *Bild und Sprache e. V.*, der die weiteren Begriffe und aktuelle Materialien auf seiner Seite *www.medi-bild.de* zum Download bereit hält.

Nun wünschen wir unseren und allen Patienten baldige Genesung, Gesundheit, und dass wir uns gut verstehen.

Die Autoren

Symboles:
Symbole:
رموز:

douleur
Schmerzen
آلام

voir p. 00
siehe Seite 00
00 انظر صفحة

~xyz
mot répeté
Wortwiederholung
تكرار الكلام

tip doc · die universelle Verständigungshilfe in Bildern

u. a. sind bisher in der Reihe erschienen:

tip doc professional · die Vollversion
· türkisch-russisch-deutsch

tip doc home · die Patientenedition
· türkisch-deutsch
· italienisch-serbisch-deutsch
· französisch-deutsch-arabisch
· englisch-deutsch-farsi
· spanisch-englisch-deutsch

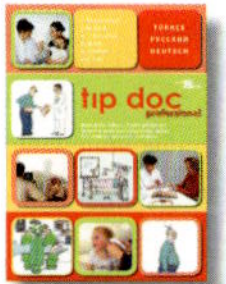

tip doc home uro
· verschiedene Sprachen

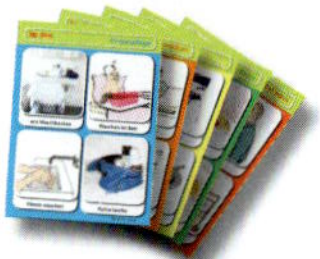

tip doc · coat cards · pflege
5 Kunststoffkarten DIN A6

tip doc · Urinprobe
Kunststoffaufkleber DIN A5
für die Patiententoilette
in 10 Sprachen

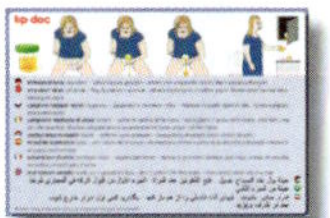

tip doc pflege
· türkisch-arabisch-deutsch
6-seitiger Folder DIN A4

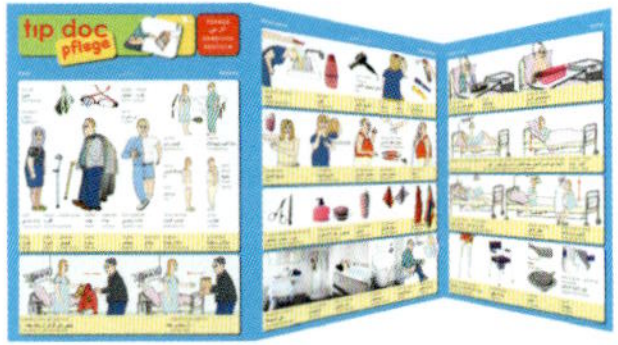

tip doc · Anamnesebögen
tip doc · Therapieplan
· arabisch · chinesisch
· englisch · farsi
· französisch · griechisch
· italienisch · polnisch
· russisch · serbisch
· spanisch · türkisch

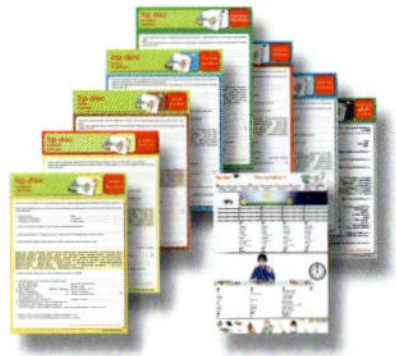

mehr Sprachen auch zum Download unter www.medi-bild.de

tip doc emergency
Fibel für den Notfall in
Bildern und 9 Sprachen

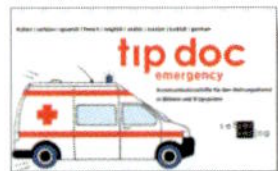

---

setzer verlag, seyfferstr. 53, D-70197 stuttgart, fon +49(0)160/9766 2113, fax +49(0)711/63 323 62; info@setzer-verlag.de, www.tipdoc.de
05/2015

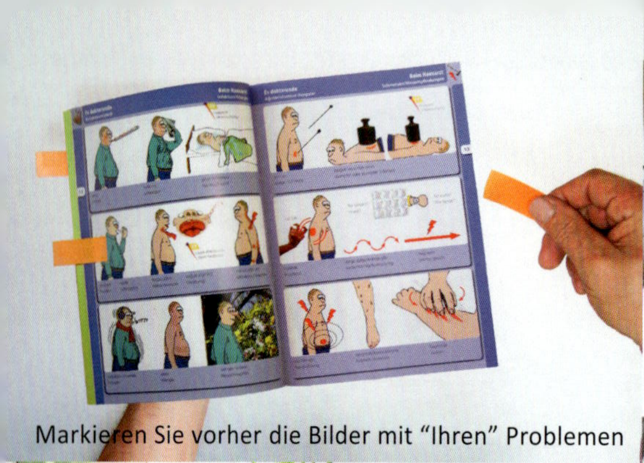

Markieren Sie vorher die Bilder mit “Ihren” Problemen

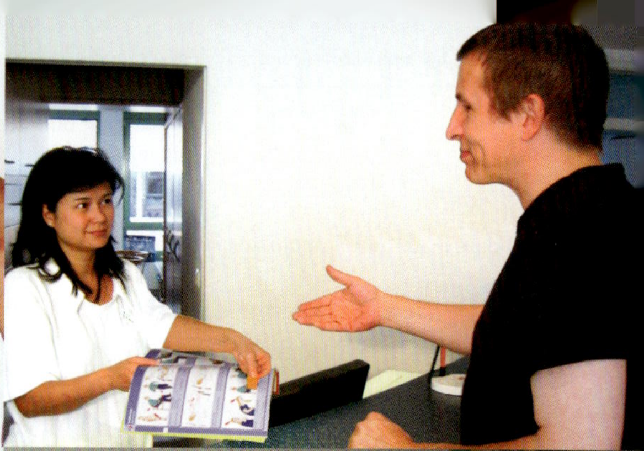

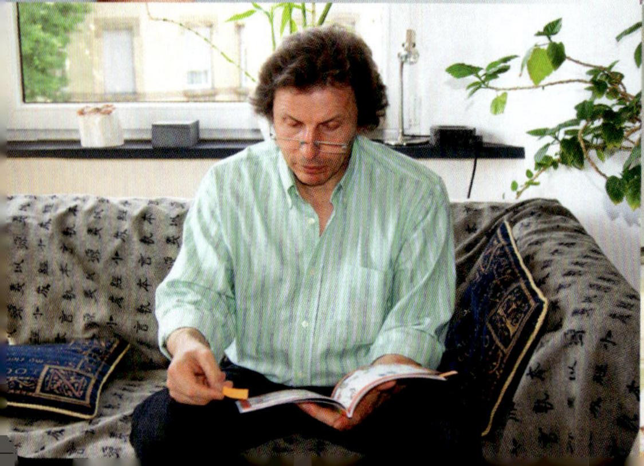

und tippen Sie dann “Ihre Bilder” beim Arzt an

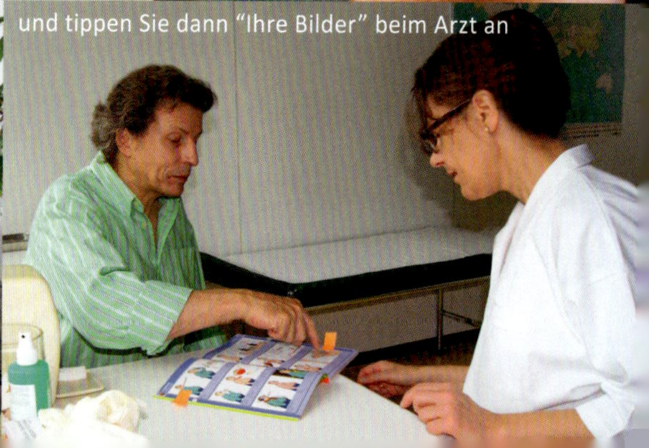

عزيزي القارئ ؛

في السنوات الماضية كان تواصلنا وتفاهمنا كأطباء مع مرضانا الأجانب في كثير من الأحيان غير واف ٍ مرض. للأسف لم نجد وسائل فعّالة للترجمة, لذلك اخذنا نحن بزمام المبادرة وتوصلنا لإصدار هذا الكتيب.

تساهم الصور الملونة في تسهيل التفاهم و ايصاله بسرعة؛ وقد كان مهما بالنسبة لنا اختيار المصطلحات ذات الصلة التي ترد عادة في الحوار بين الطبيب و المريض. الصفحتان (أ) و (ب) يمكن فصلهما عن بقية الكتيب و ذلك بهدف امكانية استخدامها مع بقية الصفحات عند الحاجة. من خلال ادراج عنوان قصير لكل صورة يتمكن المريض من التوصل لمضمون وترجمة الصورة المطلوبة بشكل سريع. هذا و يوجد ايضا على موقع الانترنت كتب اخرى للمرضى تتعلق بطب النساء والولادة وطب المسالك البولية.

هذا الكتيب لا يعتبر بديل لشرح العمليات الجراحية للمريض, كذلك لا يحتوي على معلومات لمرضى السرطان, لأن هذه المحادثات تحتاج إلى المساعدة من قبل مترجم مختص.

هذا الكتيب صدر من خلال مبادرة ذاتية التي كانت نتاج للخبرات التي اكتسبها الأطباء في العمل.هذا وقد قمنا بادراج العديد من المصطلحات الجديدة في هذه الطبعة الثانية تلبية لرغباتكم. نحن لا ندعي الكمال ونسعد دائما باقتراحاتكم ؛ فاذا ما توصلتم أو احتجتم لمزيد من الافكار والمصطلحات المفيدة لاتترددوا في التوجه الينا أو لصفحتنا الالكترونية :
www.medi-bild.de

وفي النهاية لا يسعنى الى تمني الشفاء العاجل والصحة والعافية لمرضانا الاعزاء.

المؤلفون

S´il vous plaît, remplissez le questionnaire adjoint et n´oubliez pas de le prendre avec vous chez le médecin. Priez de remplir correctement toutes les questions, que vous les considériez importantes ou pas pour votre problème.

Füllen Sie umseitigen Fragebogen bitte aus und bringen Sie ihn zu Ihrem Arztbesuch mit. Beantworten Sie bitte alle Fragen vollständig, egal, ob Sie es für Ihr aktuelles Problem für wichtig erachten oder nicht.

من فضلك املأ الاستبيان وأحضره معك عند زيارة الطبيب.
من فضلك أجب على كل الأسئلة, بغض النظر اذا كانت مهمة لمشكلتك الحالية ام لا.

01. Nom • Name .... e-mail ....
état civil • Familienstand .... tel./portable • Telefon ....
travail/nom de l´entreprise • Beruf/Firma .... enfants • Kinder ....

02. S´il vous plaît décrivez vos problèmes actuels! • Bitte schildern Sie Ihre jetzigen Beschwerden!

....

03. Avez-vous d'autres maladies (regardez la liste ci dessus) • Welche anderen Krankheiten haben Sie (s.u.)?

....

04. Quelles opérations avez-vous eues (regardez la liste)? • Welche Operationen hatten Sie (siehe Liste)?

....

❑ coeur • Herz ❑ accident vasculaire cérébrale • Schlaganfall ❑ hypertension • Bluthochdruck
❑ thromboses • Thrombose ❑ diabète • Zucker ❑ glande thyroïde • Schilddrüse
❑ estomac • Magen ❑ vésicule bil aire • Galle ❑ foie • Leber ❑ hépatite • Hepatitis
❑ intestin • Darm ❑ appendice • Blinddarm ❑ hémorroïdes • Hämorrhoiden ❑ sein • Brust
❑ utérus • Gebärmutter ❑ curettage • Ausschabung ❑ césarienne • Kaiserschnitt ❑ rein • Niere
❑ vessie • Blase ❑ prostate • Prostata ❑ poumons • Lunge ❑ asthme • Asthma
❑ bronchite • Bronchitis ❑ nerfs • Nerven ❑ muscles • Muskeln ❑ os • Knochen
❑ colonne vertébrale • Wirbelsäule ❑ articulations • Gelenke ❑ arthrose • Arthrose
❑ rhumatisme • Rheuma ❑ peau • Haut ❑ yeux • Augen ❑ tumeur • Tumor
❑ radiation • Bestrahlung ❑ chimiothérapie • Chemotherapie

05. Quels médicaments prenez vous actuellement? • Welche Medikamente nehmen Sie derzeit?

....

06. Avez- vous des allergies? • Sind bei Ihnen Allergien bekannt?
❑ médicaments • Medikamente .... ❑ nourriture • Nahrungsmittel ....
❑ pollen • Pollen .... ❑ autres • andere ....

07. Êtes-vous susceptible de souffrir • Neigen Sie zu
❑ constipation • Verstopfung ❑ diarrhée • Durchfall?

08. poids • Körpergewicht .... kg taille • Körpergröße .... cm
Perte de poids? • Gewichtsverlust .... kg Avez-vous gagné du poids? • -zunahme .... kg
Depuis quand? • Seit wann? ....

09. Est-ce que vous fumez? • Rauchen Sie? .... Combien? • Wie viel? ....

10. Combien d´alcool consommez vous? • Wie viel Alkohol trinken Sie? ....

11. Quels vaccins avez-vous reçus? • Welche Impfungen haben Sie? Registre des vaccins • Impfpass – Carte de révision préventive • Vorsorgeheft – S´il vous plaît pouvez-vous l'emmener! • Bringen Sie es mit!

....

12. Est-ce qu´il y a des cas dans votre famille de maladie héreditaire, tumoral ou métabolique?
Gibt es Erb-, Tumor- oder Stoffwechselkrankheiten (z. B. Zucker) in der Familie?

....

Vor dem Arztbesuch
Fragebogen

قبل زيارة الطبيب
إستبيان التاريخ المرضي

01. Name .... الاسم | e-mail .... ايميل **.01**
Familienstand .... الحالة الاجتماعية | Telefon .... تلفون/محمول
Beruf/Firma .... الوظيفة/اسم الشركة | Kinder .... اطفال

02. من فضلك أوصف الأعراض الحالية التي تعاني منها؟ **.02**
Bitte schildern Sie Ihre jetzigen Beschwerden!

....

03. ما هي الامراض الاحرى التي تعاني منها؟ (انظر ادناه) **.03**
Welche anderen Krankheiten haben Sie (siehe Liste)?

....

04. Welche Operationen hatten Sie (s.u.)? ما هي العمليات التي اجريتها من قبل؟ (انظر ادناه) **.04**

....

	Schlaganfall • جلطة دماغية❑	Bluthochdruck • ارتفاع ضغط الدم❑	Herz • قلب❑
Magen • معدة ❑	Schilddrüse • الغدة الدرقية ❑	Zucker • سكري❑	Thrombose • خثرة دموية❑
Darm • امعاء ❑	Hepatitis • التهاب الكبد ❑	Leber • كبد❑	Galle • مرارة (الحويصلة الصفراء)❑
Gebärmutter • رحم ❑	Brust • ثدي ❑	Hämorrhoiden • بواسير ❑	Blinddarm • الزائدة الدودية❑
Blase • مثانة❑	Niere • كلية ❑	Kaiserschnitt • عملية قيصرية❑	Ausschabung • كشط غشاء الرحم❑
	Nerven • أعصاب❑	Asthma • ربو(أزمة)❑	Lunge • رئة ❑	Prostata • بروستات❑
Gelenke • المفاصل❑	Wirbelsäule • عمود الفقري❑	Knochen • عظام❑	Muskeln • عضلات❑
Haut • جلد ❑	Knochenbruch • كسر العظام ❑	Rheuma • روماتيزم❑	Arthrose • التهاب المفاصل❑
	Bestrahlung • العلاج بالأشعة ❑	Tumor • سرطان❑	Augen • عيون❑
	andere • أعراض أخرى❑		Chemotherapie • علاج الكيميائي❑

05. Welche Medikamente nehmen Sie derzeit? ما هي الأدوية التي تتناولها حالياً؟ **.05**

....

06. Sind bei Ihnen Allergien bekannt? هل عندك اي نوع من الحساسية؟ **.06**
Medikamente .... ❑حساسية للأدوية | Nahrungsmittel .... حساسية غذائية ❑
Pollen .... ❑الحساسية الناتجة عن لقاحات الزهور | andere .... أخرَيات ❑

07. Neigen Sie zu ؟Verstopfung • إمساك – ❑ | Durchfall • إسهال – ❑ هل عندك حالات من **.07**

08. Körpergewicht kg • ك.غ .... الوزن؟ | Körpergröße cm • سم .... الطول؟ **.08**
Gewichtsverlust kg • ك.غ .... هل تراجع وزنك ؟ | -zunahme kg • ك.غ .... هل ازداد وزنك؟
Seit wann? .... منذ متى؟

09. Rauchen Sie? .... هل تدخن؟ | Wie viel? .... كم سيجارة في اليوم؟ **.09**

10. Wie viel Alkohol trinken Sie? .... ؟ هل تتناول مشروبات روحية و ما هي الكمية **.10**

11. Welche Impfungen haben Sie? ما هي اللقاحات التي تلقيتها؟ **.11**
Impfpass – Vorsorgeheft – Bringen Sie es mit! يرجى احضار دفتر اللقاحات في حال توفره

....

12. هل توجد حالات مرض وراثية (السكري) أو سرطانية في العائلة؟ **.12**
Gibt es Erb-, Tumor- oder Stoffwechselkrankheiten (z. B. Zucker) in der Familie?

....

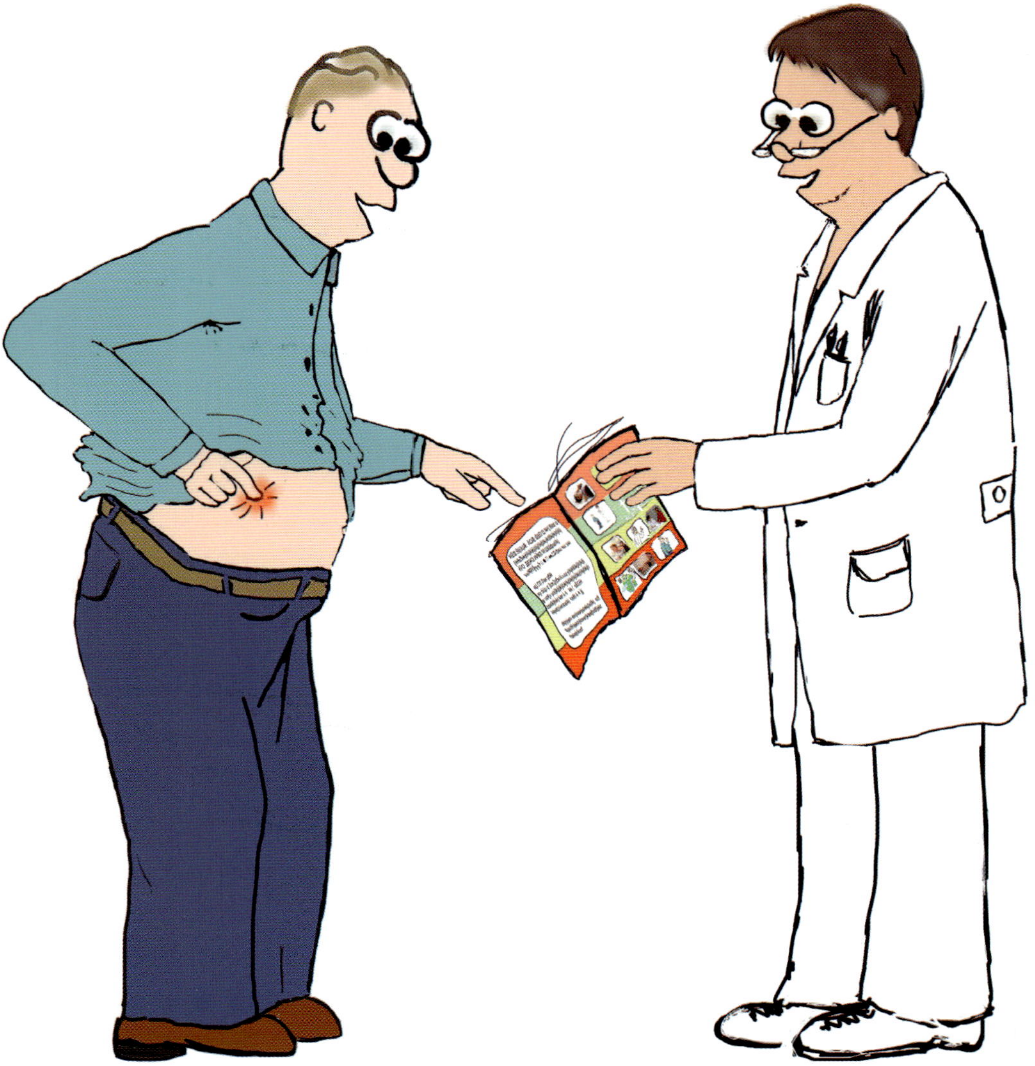

„Mes problèmes sont ici."
Réfléchissez à quels sont les problèmes que vous souhaitez exprimer au docteur et marquez les images qui leur correspondent.

„Ich habe dort Probleme."
Überlegen Sie, welche Beschwerden Sie dem Arzt schildern möchten, und markieren Sie die passenden Bilder. Tippen Sie dann beim Arzt auf „Ihre" Bilder.

عندي ألم أو مرض في هذه المنطقة..
ضع إشارة على الصور المناسبة للعوارض التي ترغب إخبار الطبيب بها و أشر على تلك الصور عند مقابلة الطبيب.

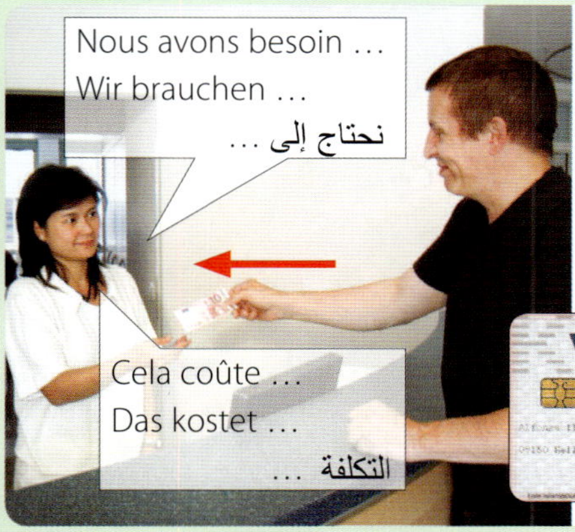

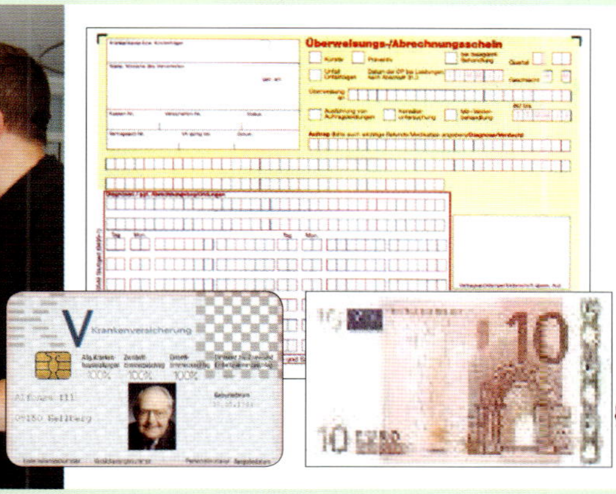

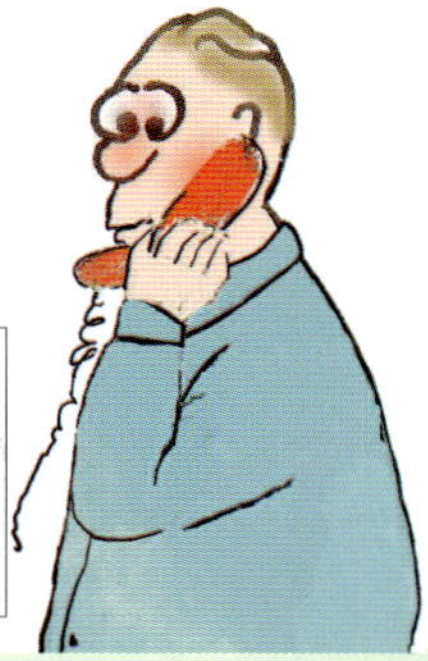

Carte d´assurance maladie	référence	10 €/argent	Téléphonez-nous!
Versicherungskarte	Überweisung	10 €/Geld	Rufen Sie an!
بطاقة إئتمان	تحويل النقود	10 €/مال	اتصل بنا

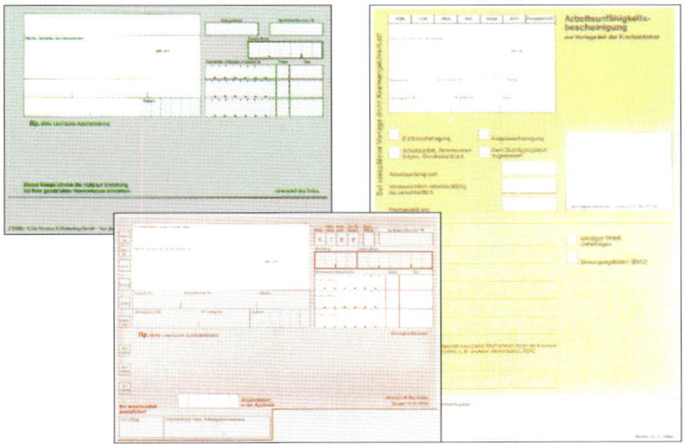

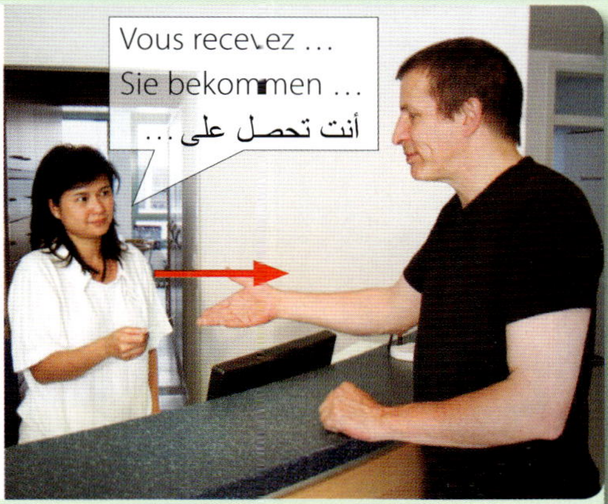

ordonnance	assurance/privée	rapport
Rezept	Kassenrezept/Privatrezept	Krankmeldung
روشتة للتأمين الصحي الحكومي/ روشتة للتأمين الصحي الخاص		تقرير مرضي

49 examen Untersuchung فحص

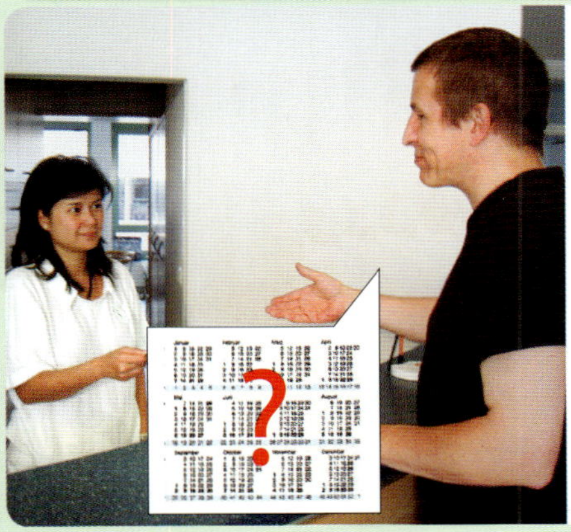

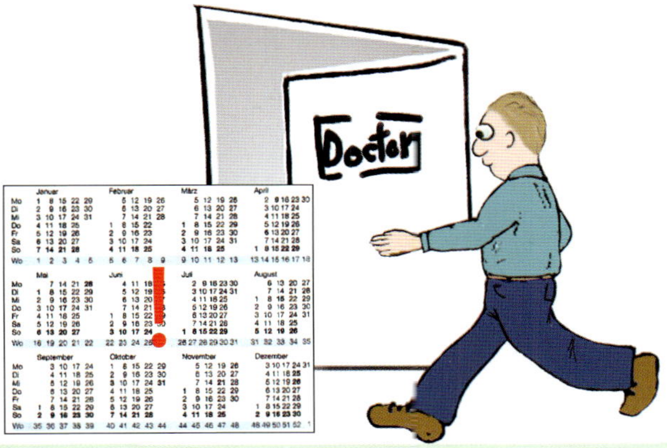

J'ai besoin d'un rendez-vous.	Votre prochain rendez-vous est le …
Ich brauche einen Termin.	Ihr nächster Termin ist am ....
أرغب بموعد في.	موعدك القادم ....

Chez le médécin de famille — Beim Hausarzt — في العيادة العامة

Infections/allergies — Infektion/Allergie — عدوى/حساسية

49
examen
Untersuchung
فحص

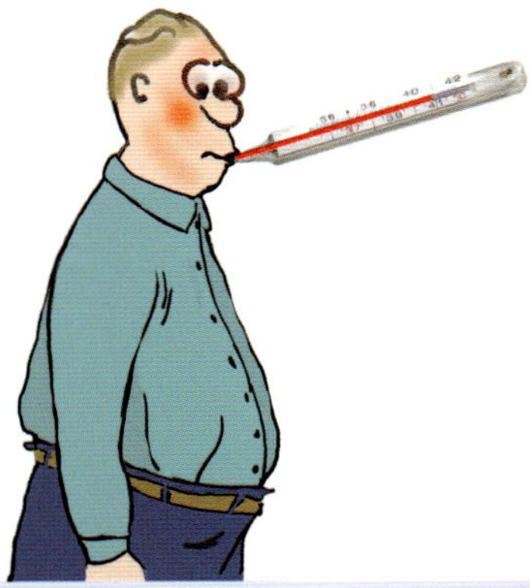

fièvre
Fieber
حمى

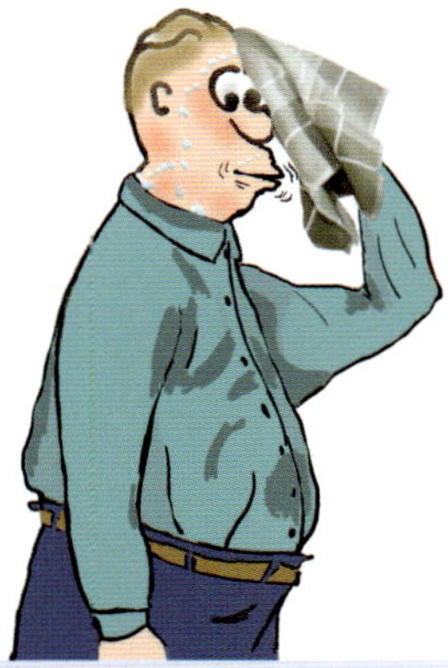

transpirations
schwitzen
تعرق

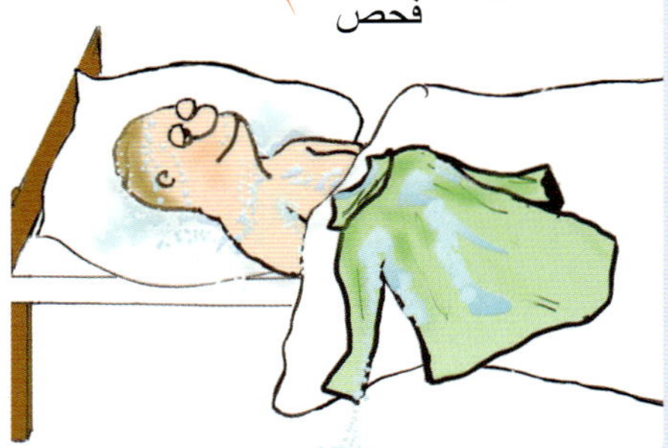

transpirations la nuit
Nachtschweiß
تعرق أثناء النوم

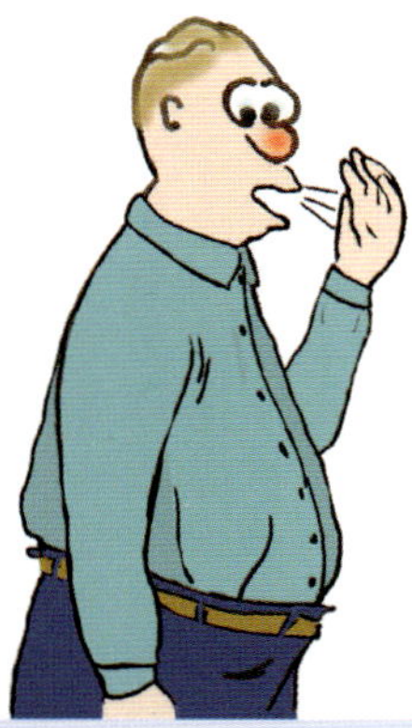

toux
Husten
سعال

enrhumée
Schnupfen
رشح أو سيلان الانف

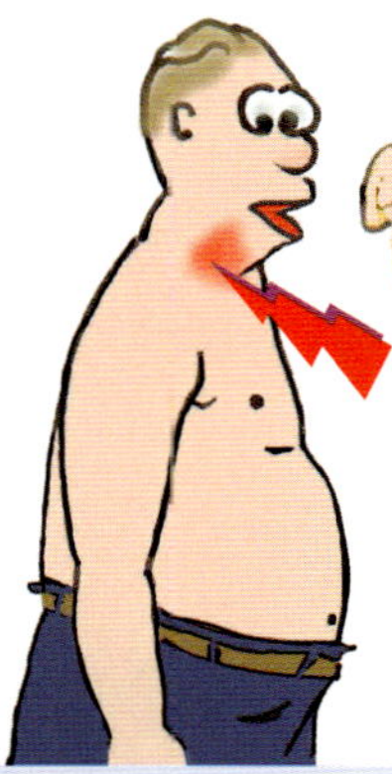

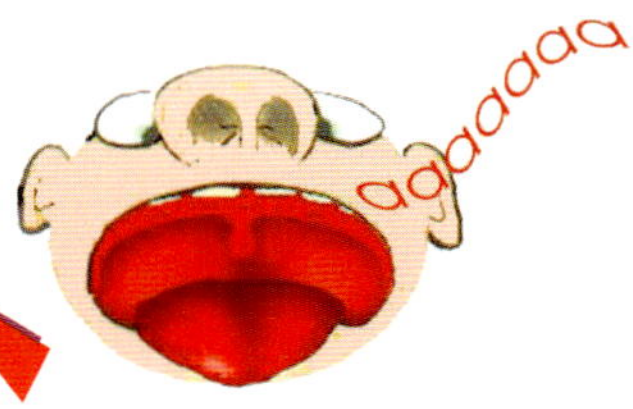

mal à la gorge
Halsschmerzen
آلام الرقبة

rhume
Erkältung
زكام

27
chez le pédiatre
beim Kinderarzt
عند طبيب الأطفال

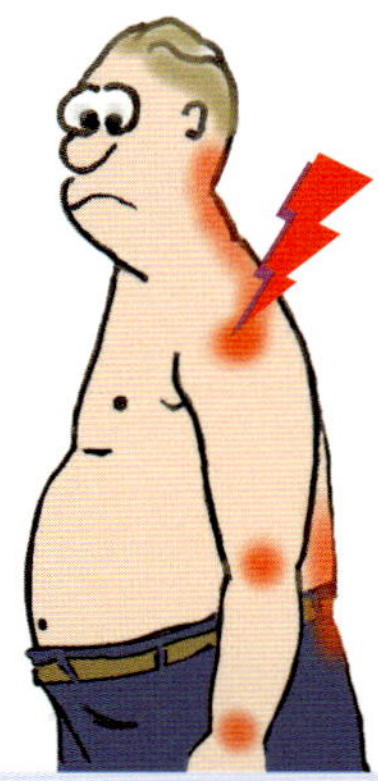

douleur aux membres
Gliederschmerzen
آلام في المفاصل

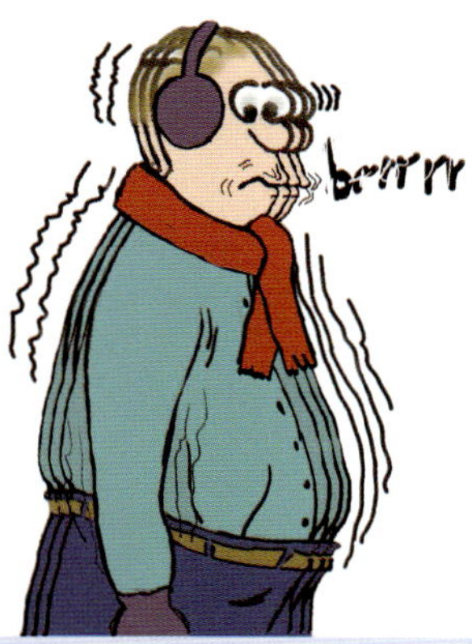

frisson
Frösteln
رعشة

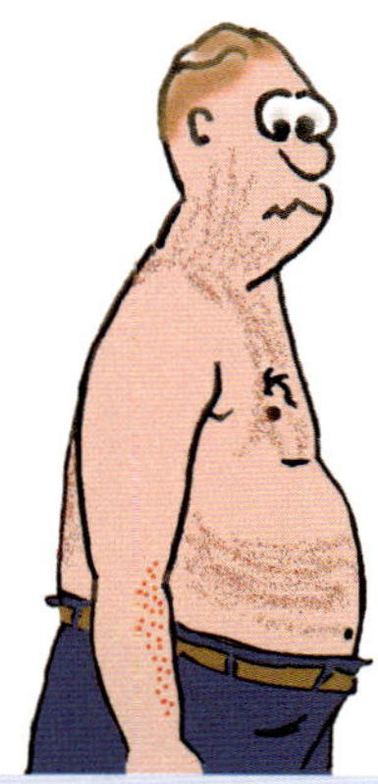

allergies
Allergie
حساسية

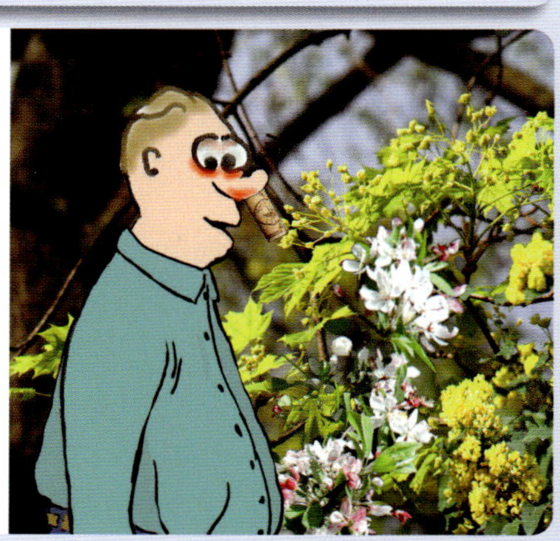

rhume des foins
Heuschnupfen
حساسية الربيع

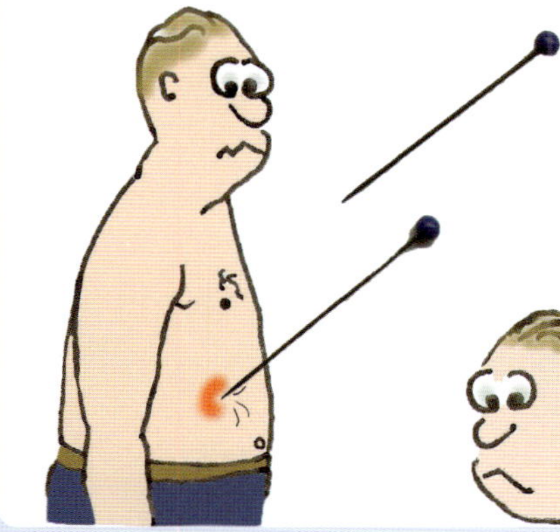

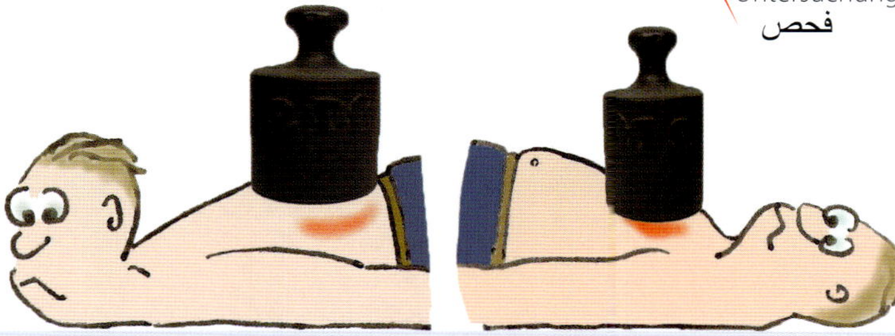

50
examen
Untersuchung
فحص

douleur perçante	douleur diffuse
spitzer Schmerz	dumpfer oder stumpfer Schmerz
ألم واخز	آلام عميقة أو باطنية

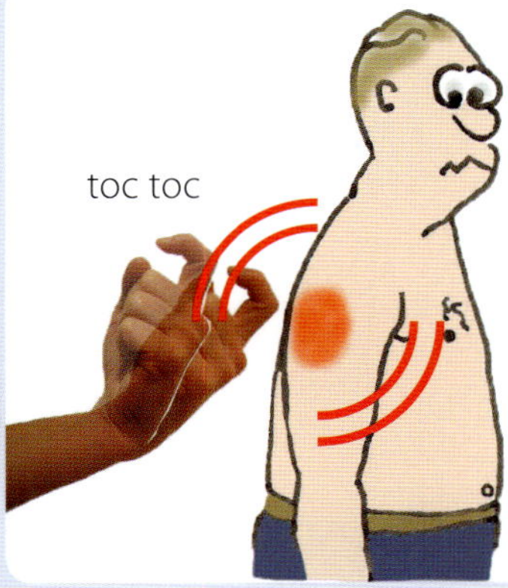

Quand?
Wann?
متى؟

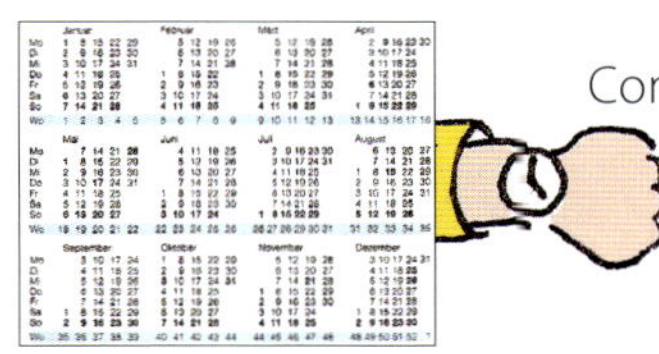

Combien de temps?
Wie lange?
ما هي المدة؟

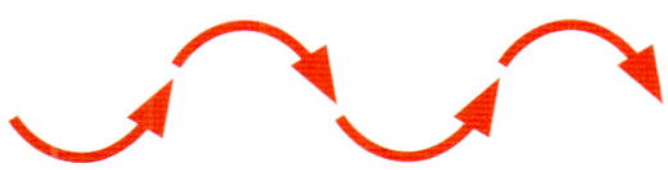

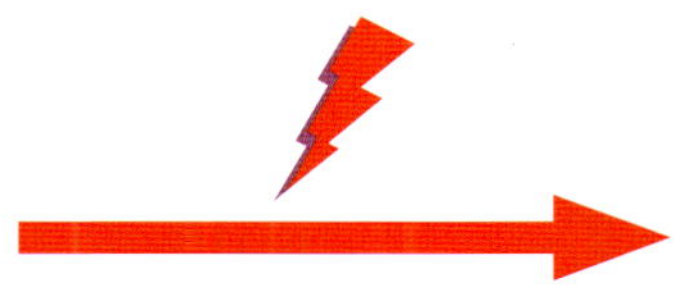

palpitant	ondulatoire/convulsive	toujours pareil
klopfend	wellenförmig/krampfartig	immer gleich
خبط	تقلصات	على رتيبة واحدة

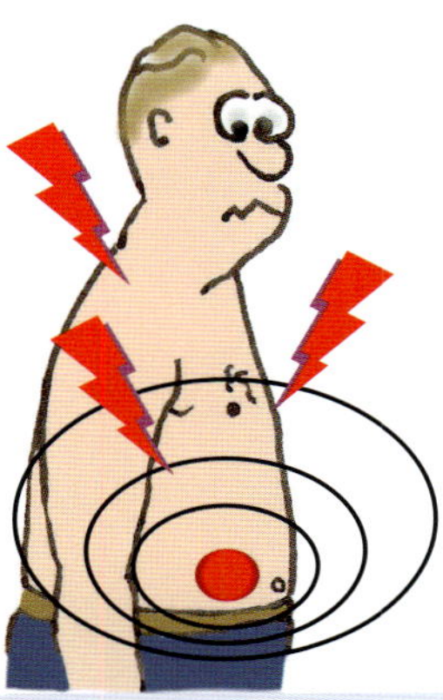

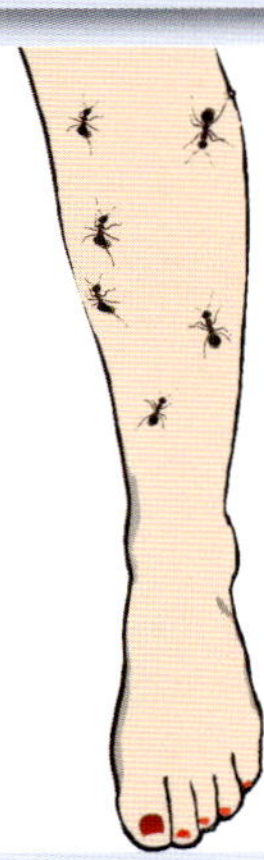

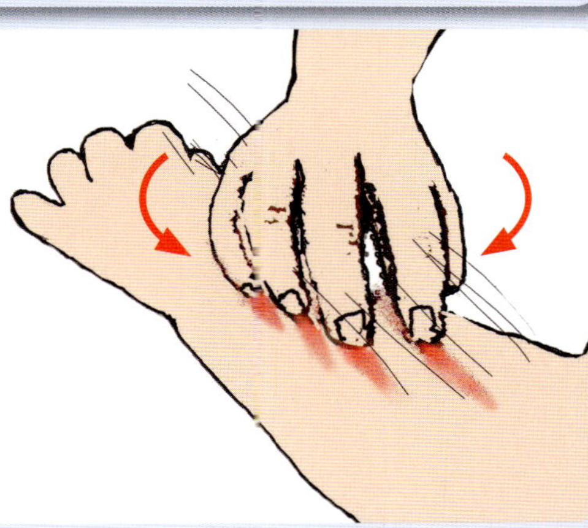

rayonnement	fourmillement/chatouillement	démangeaison
Ausstrahlung	Kribbeln/Ameisen	Jucken
انتشار الألم	حكة	تنميل

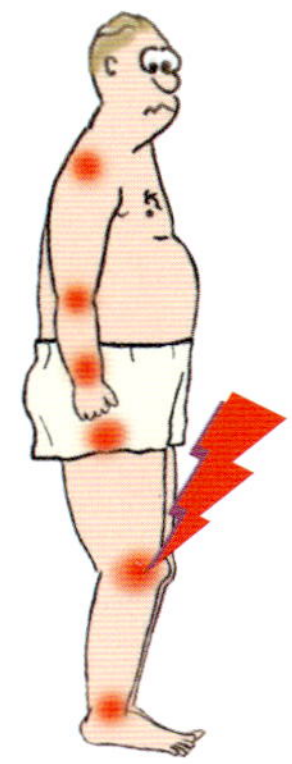

douleur aux articulation
Gelenkschmerzen
آلام في المفاصل

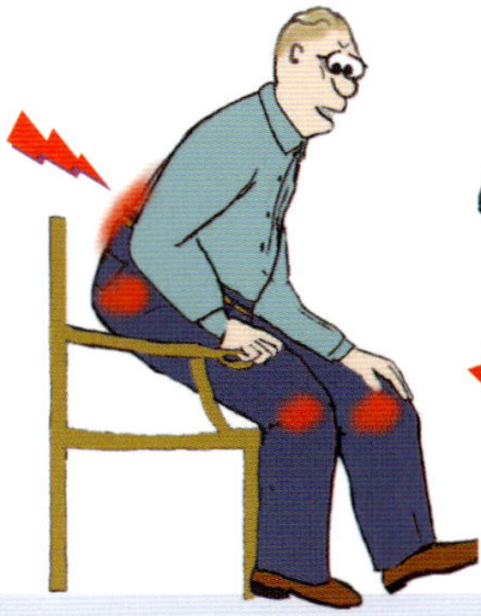

début
Anlaufschmerz
ألم عند النهوض

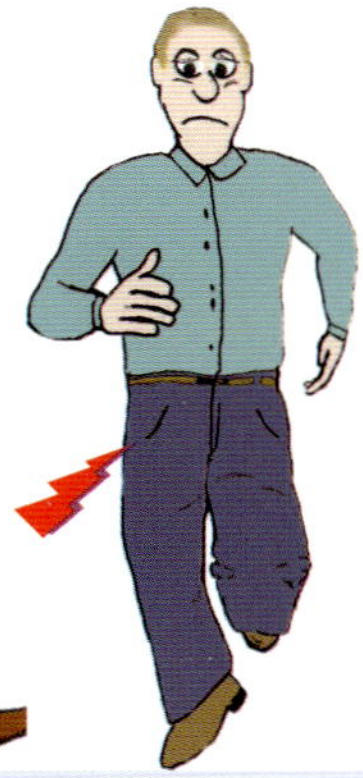

pendant que vous bougez
bei Bewegung
عند الحركة

42 chez l´orthopédiste
beim Orthopäden
عند طبيب العظام

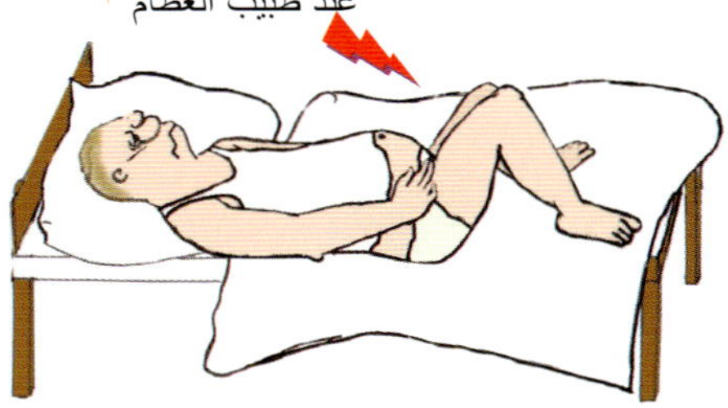

pendant que vous vous reposez
in Ruhe
في الراحة

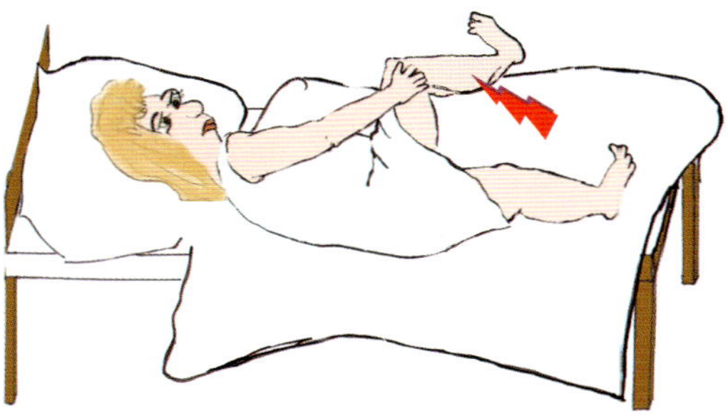

crampes aux jambes
Krämpfe in den Beinen/Wadenkrämpfe
تقلصات في القدمين

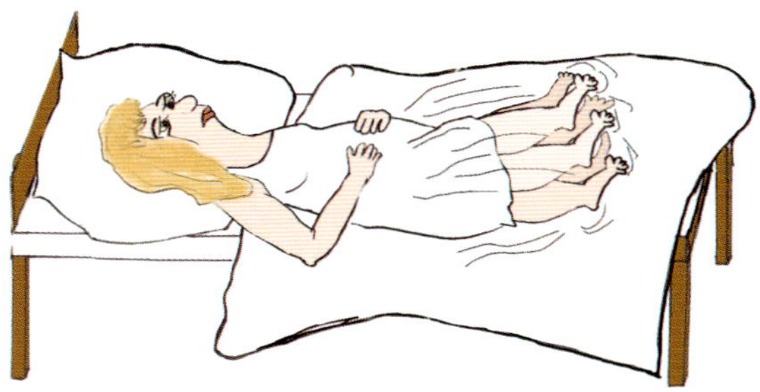

convulsions dans les jambes la nuit
nachts Zuckungen in den Beinen
ارتعاش بالقدمين أثناء النوم

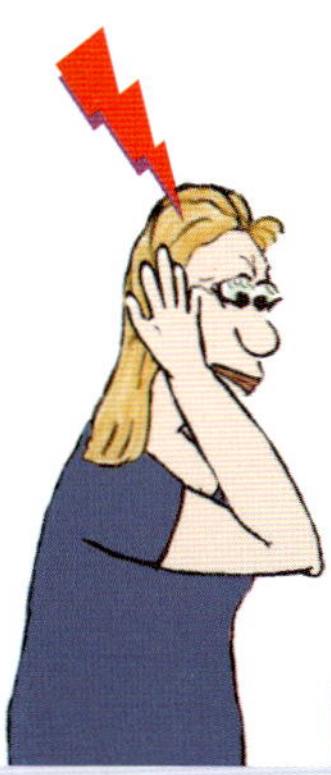

mal de tête
Kopfschmerzen
وجع رأس

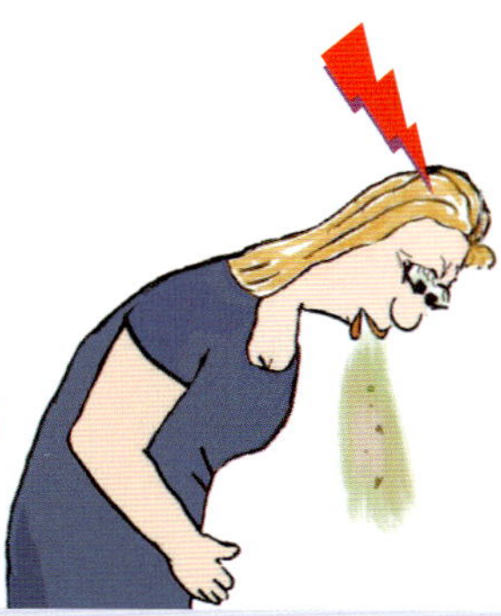

vomissements
mit Erbrechen
تقيئ

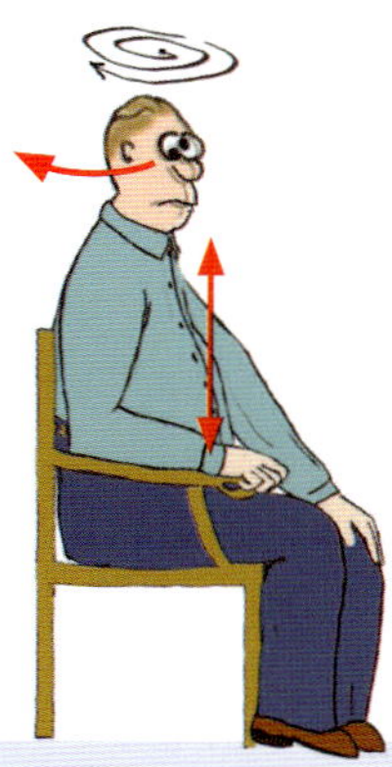

Tout tourne.
Es dreht sich alles.
دوخة

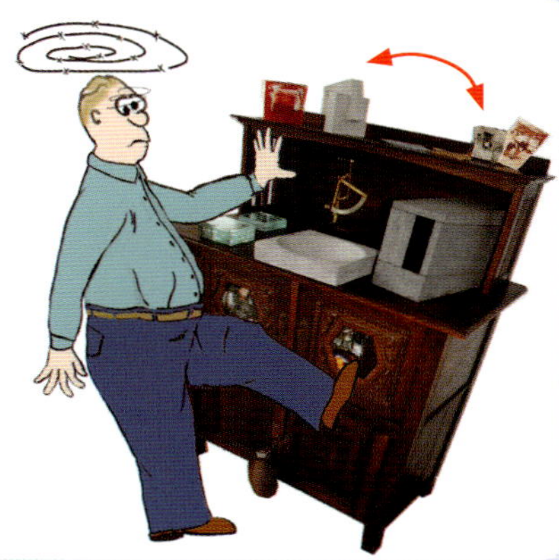

Je titube, vacille, trébuche.
Ich taumele, schwanke.
فقدان التوازن

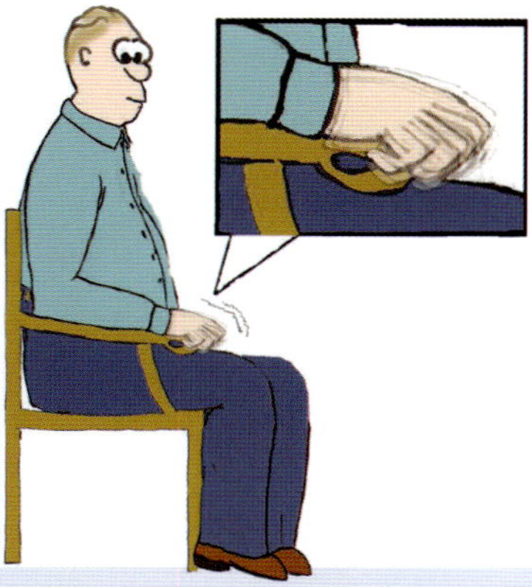

tremblement au repos
Zittern in Ruhe
رعشة عند الإسترخاء

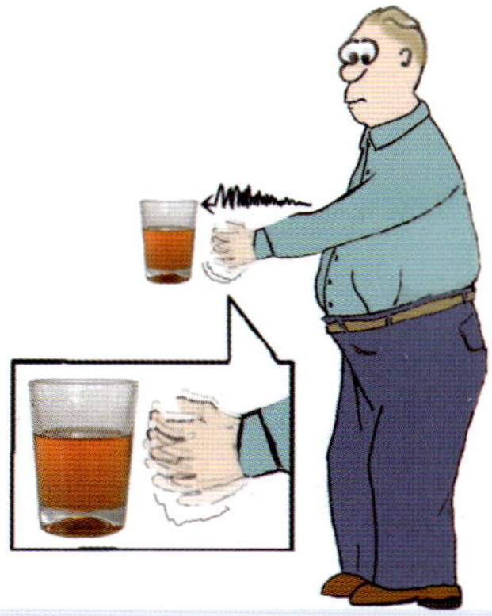

tremblement en mouvement
Zittern bei Bewegung
رعشة عند الحركة

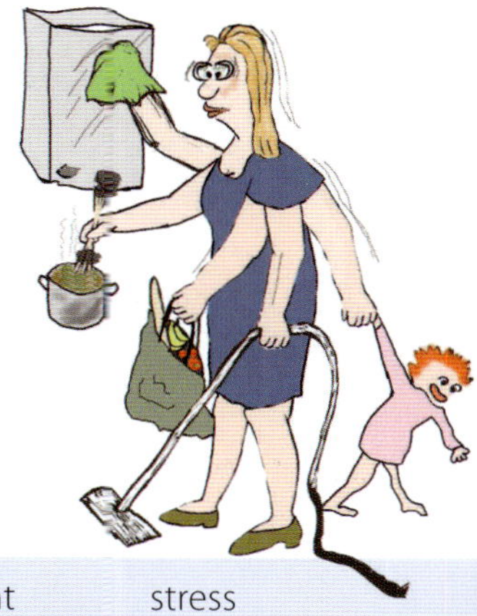

stress
Stress
ضغط و توتر عصبي

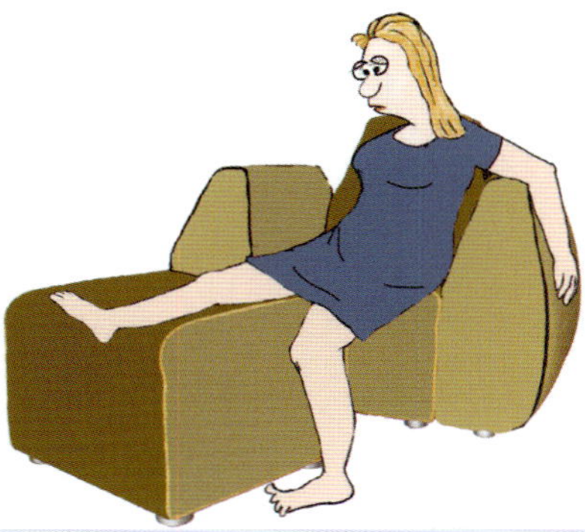

épuisement
Abgeschlagenheit
وهن و تعب

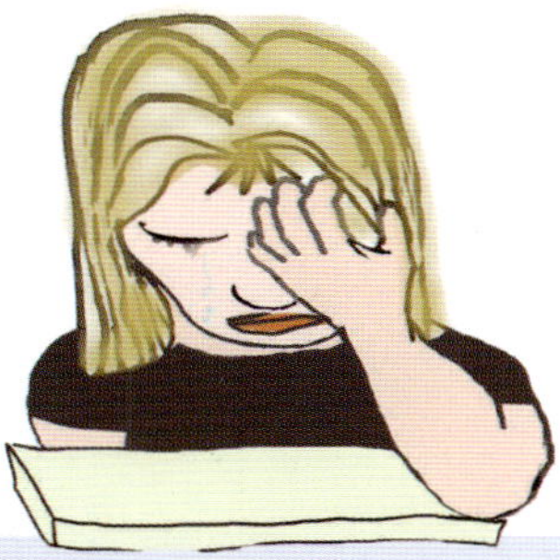

dépression
Depression
إكتئاب

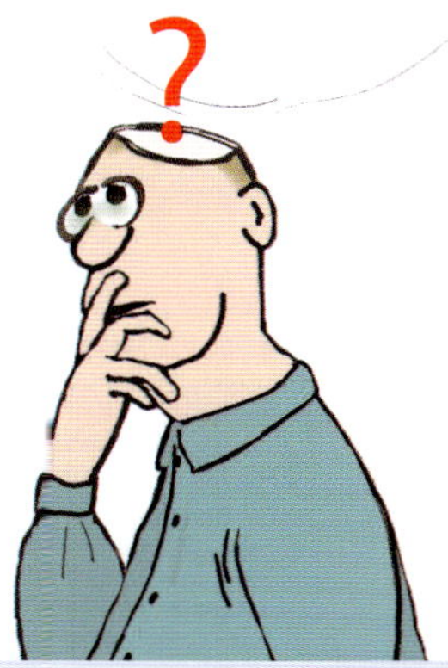

perte de mémoire
Vergesslichkeit
تراجع الذاكرة

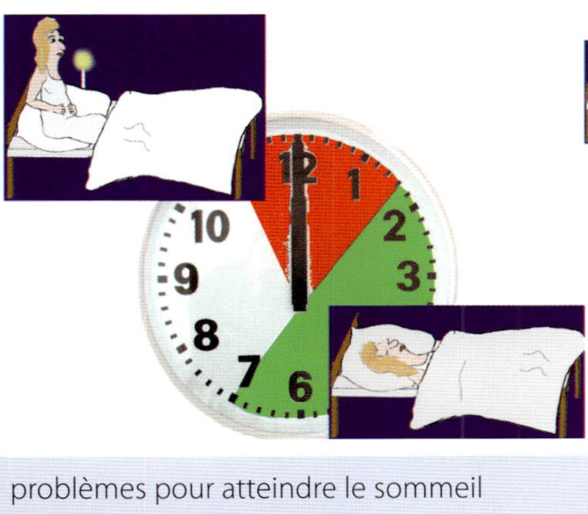

problèmes pour atteindre le sommeil
Einschlafstörung
صعوبة في الإغفاء

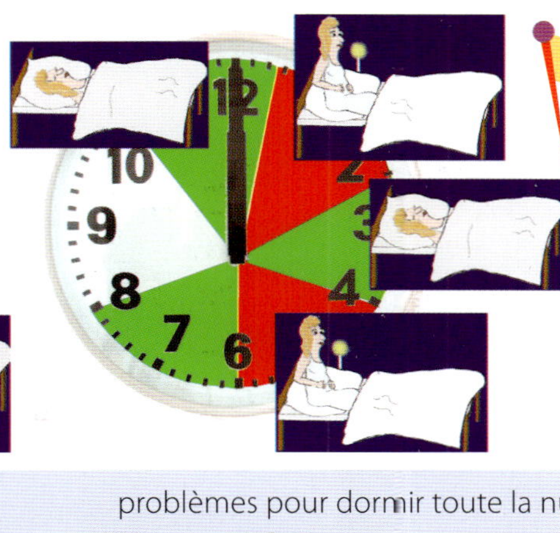

54
traitement
Behandlung
العلاج

problèmes pour dormir toute la nuit
Durchschlafstörung
أرق

Chez le médécin de famille — Beim Hausarzt — في العيادة العامة

Coeur/circulation — Herz/Kreislauf — القلب و الدورة الدموية

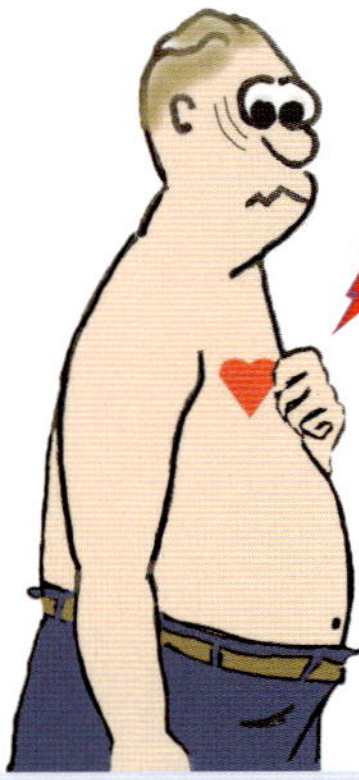

douleur de coeur
Herzschmerzen
ألم في القلب

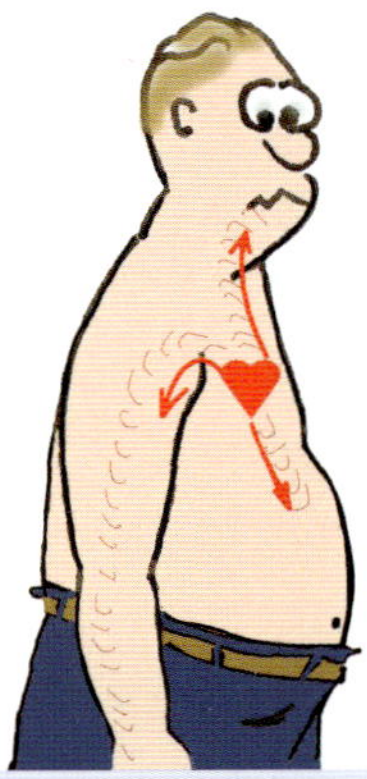

irradiation
Ausstrahlung
إنتشار الألم

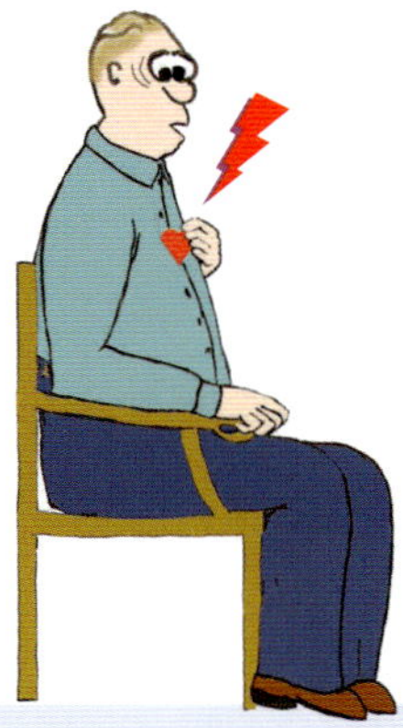

pendant votre repos
in Ruhe
في الراحة

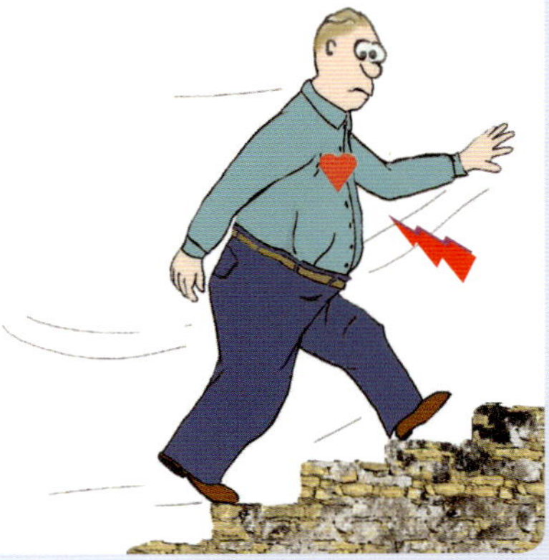

pendant l´exercice physique
bei Anstrengung
عند الجهد

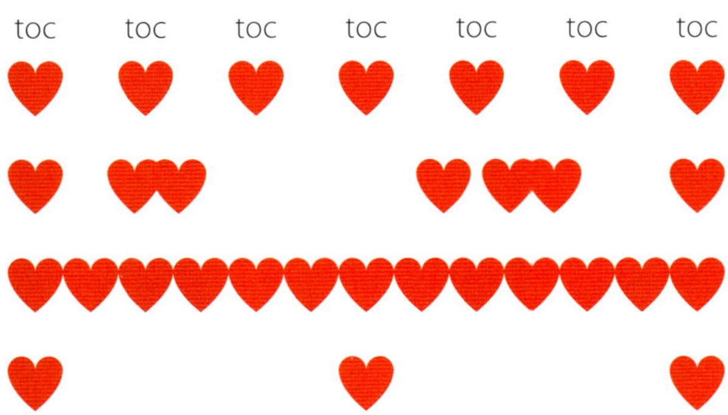

palpitations/rythme cardiaque
Herzstolpern/Herzrhythmus
عدم انتظام في نبضات القلب

50
examen
Untersuchung
فحص

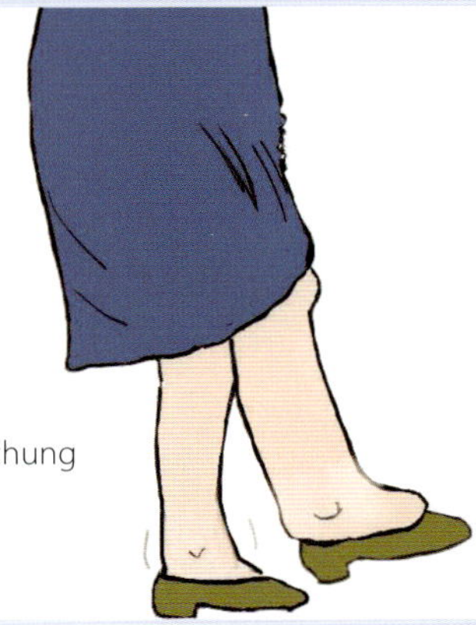

chevilles gonflées le soir
abends dicke Knöchel
في المساء انتفاخ الكاحل

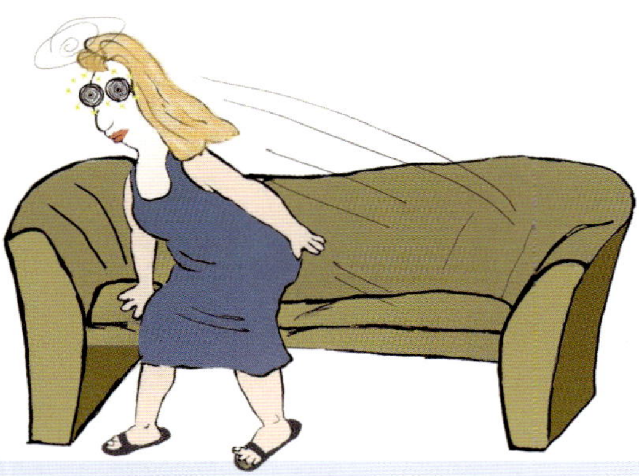

réveil rapide – scintillement aux yeux
schnell aufstehen – Flimmern vor Augen
إستيقاظ فجائي/ رعشة في العيون

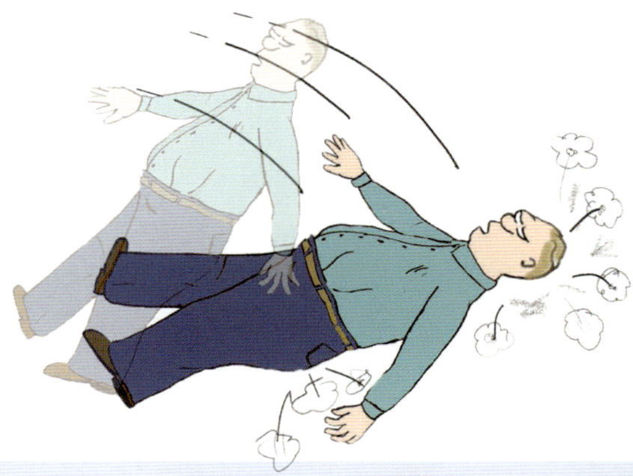

évanouissement
Ohnmacht
فقدان للوعي

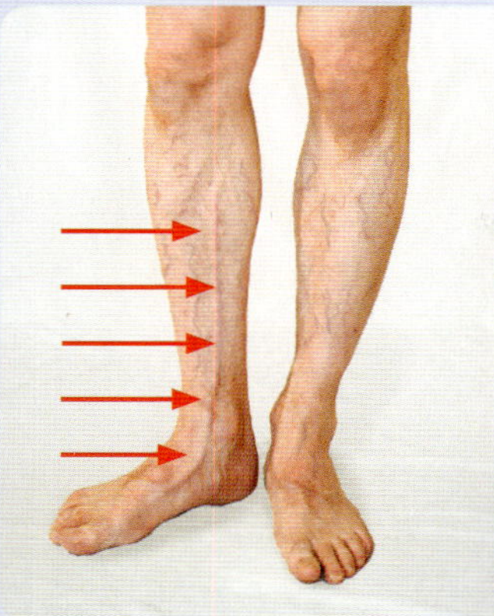

varices
Krampfadern
دوالي

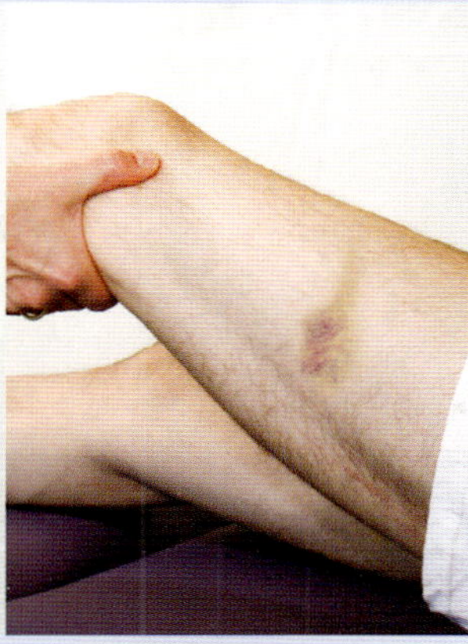

tâches bleues claires
leicht blaue Flecken
بقع زرقاء طفيفة

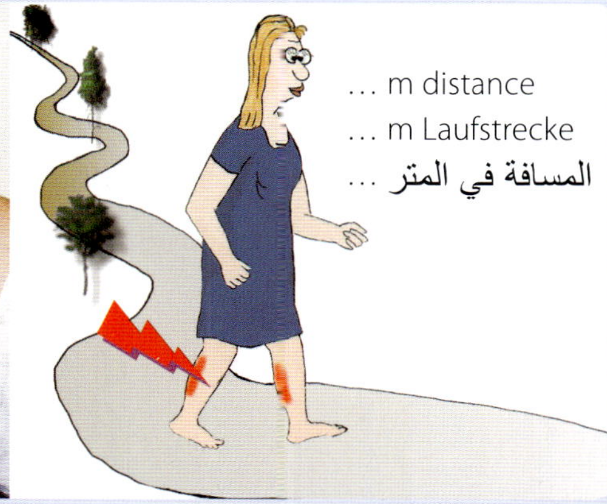

douleur aux jambes
Schmerzen in den Beinen
ألم في القدمين

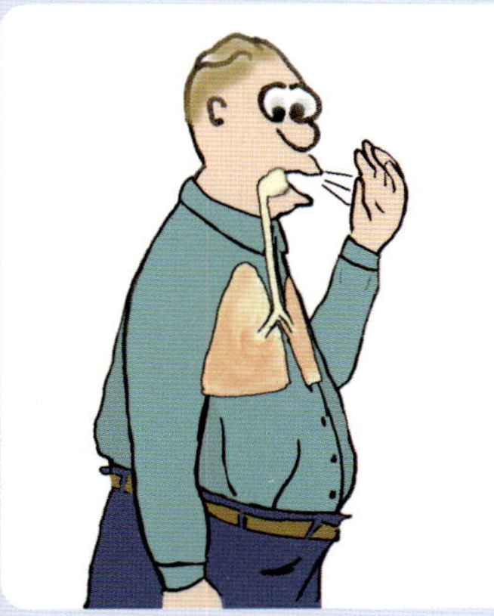

toux sèche
trockener Husten
سعال جاف

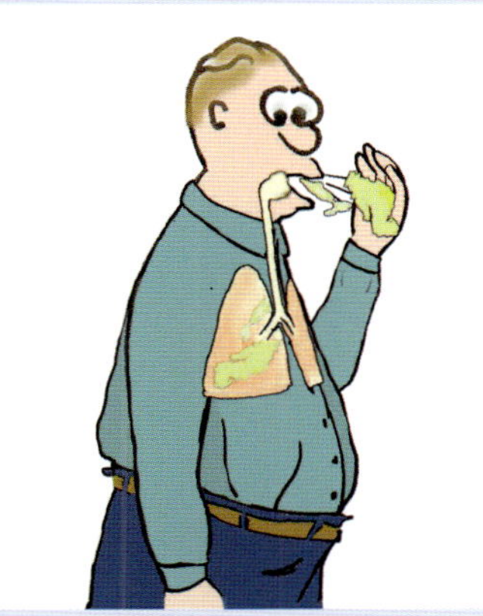

en crachant des glaires
mit Auswurf
مرافق لبصاق أو بلغم

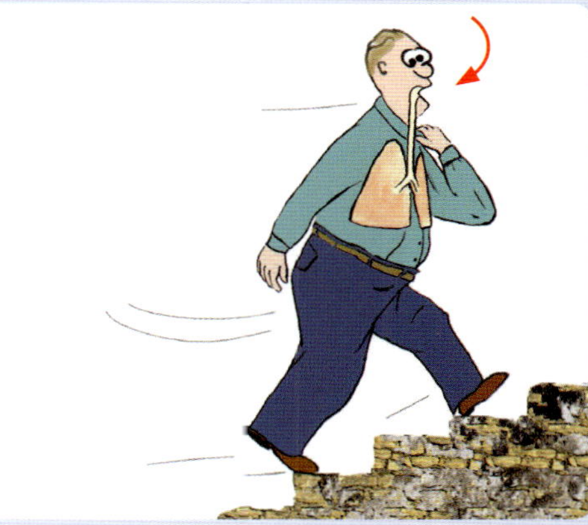

manque d´air pendant l´exercice
Luftnot bei Anstrengung
ضيق في التنفس عند الجهد

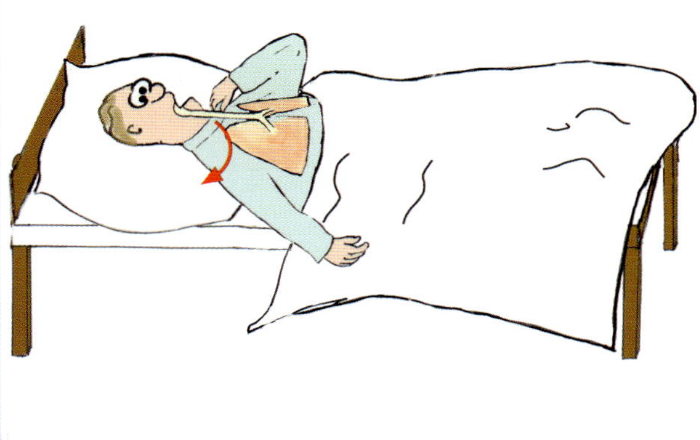

asphyxie pendant la nuit
Erstickungsanfälle/nachts
حالات إختناق في الليل

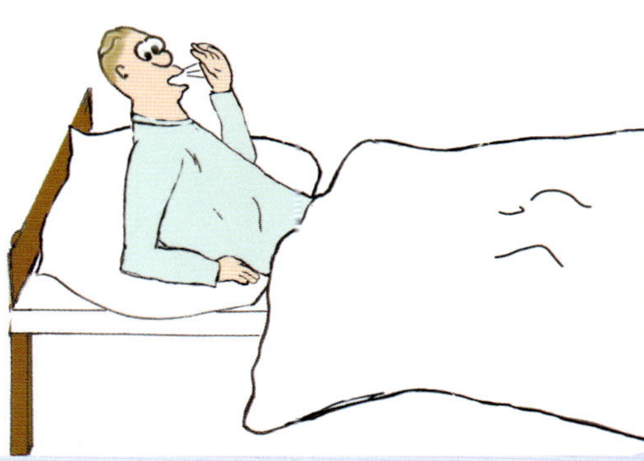

toux nocturne
nächtlicher Husten
سعال أثناء النوم

Chez le médecin de famille — Beim Hausarzt — في العيادة العامة

Estomac — Magen — المعدة و جهاز الهضم

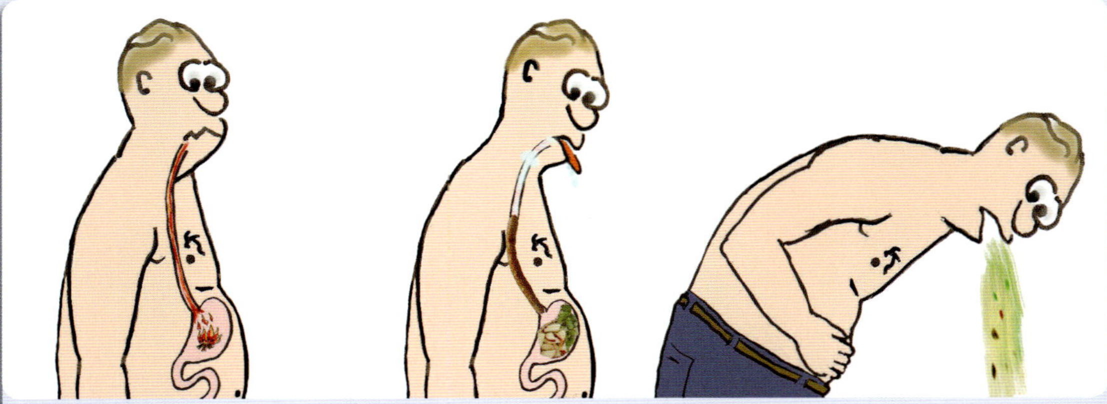

brûlures
Sodbrennen
حرقة في المعدة

nausée
Übelkeit
إعياء

vomis
Erbrechen
إقياء

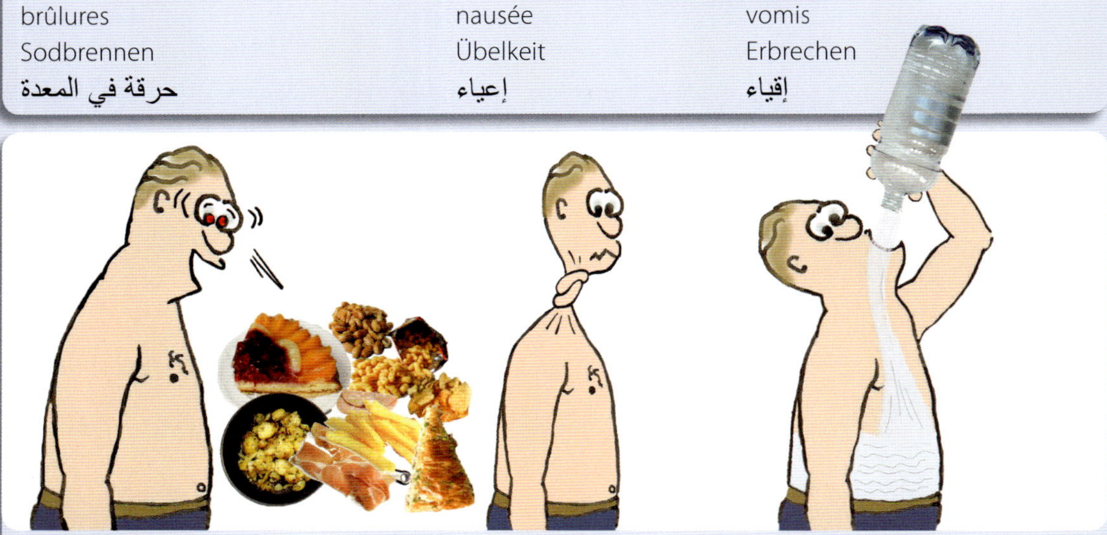

trop d'appétit
Heißhunger
جوع حاد

manque d´appétit
Appetitlosigkeit
فقدان للشهية

soif
Durstgefühl
عطش

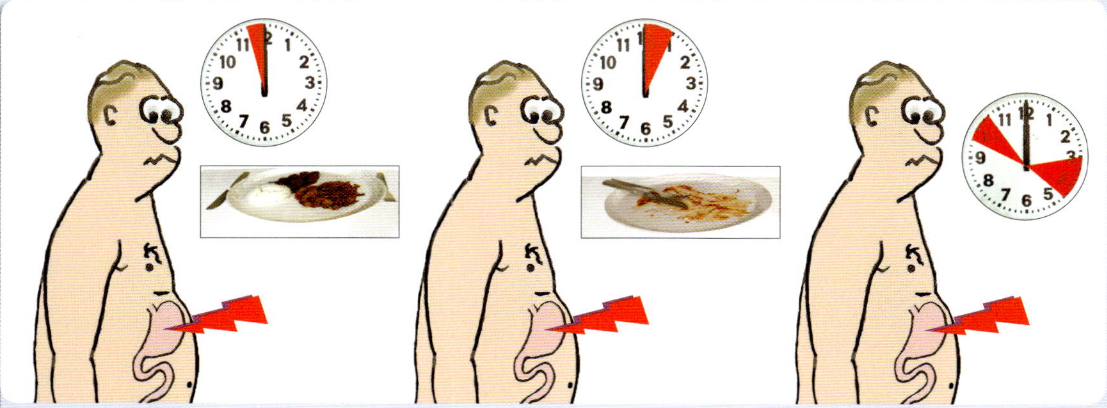

mal de   ventre
Magenschmerzen   vor
ألم في المعدة قبل

avant
nach
أثناء

après   entre les repas
zwischen den Mahlzeiten
بعد تناول الطعام

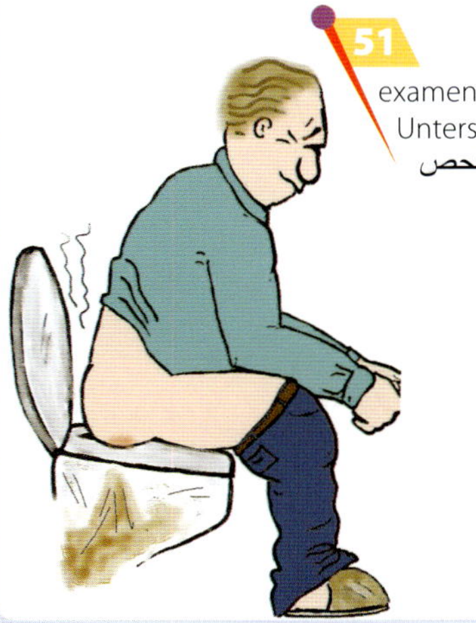

diarrhée
Durchfall
أسهال

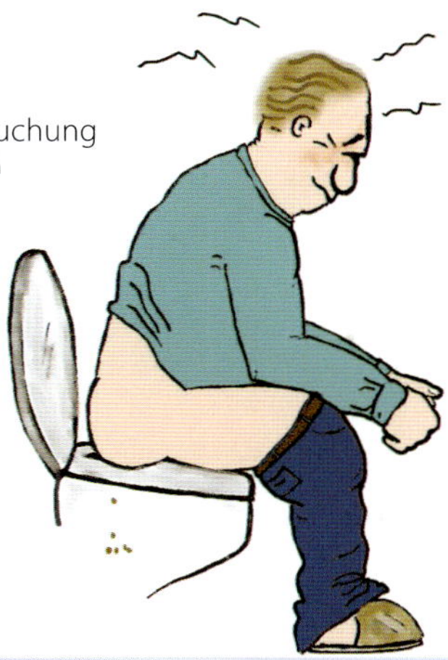

constipation
Verstopfung
إمساك

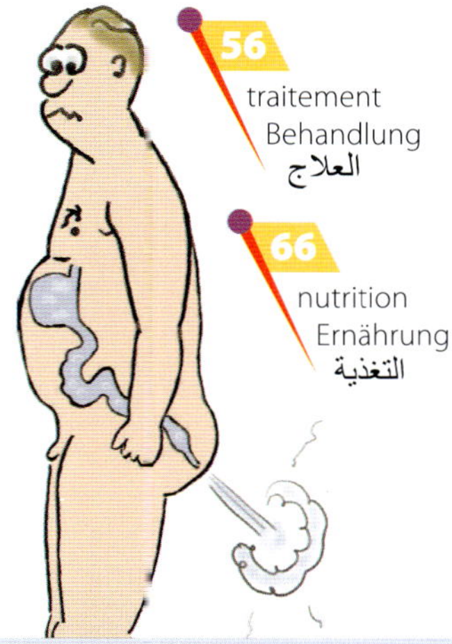

gaz
Blähungen
نفخة

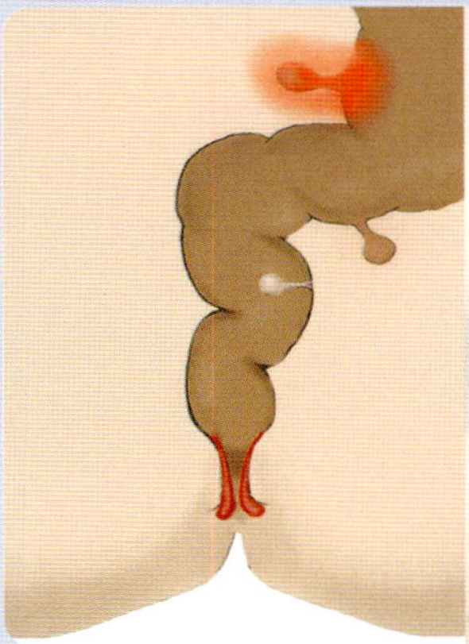

diverticule, polype, hemorroides
Divertikel, Polyp, Hämorrhoiden
التهاب الرتوج، ورم حميد، بواسير

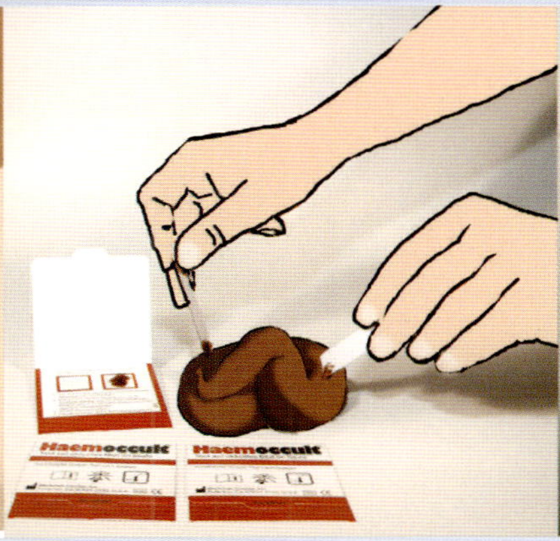

prévention du cancer de l´intestin
Darmkrebsvorsorge
سرطان في الأمعاء

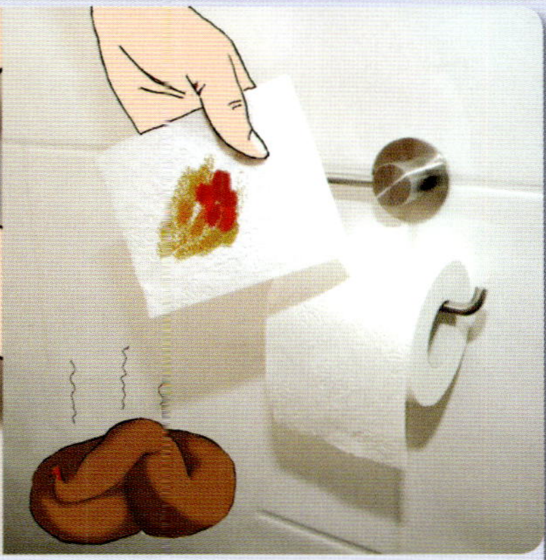

sang en s'essuyant
Blut beim Abputzen
نزيف بعد الخروج (التغوط)

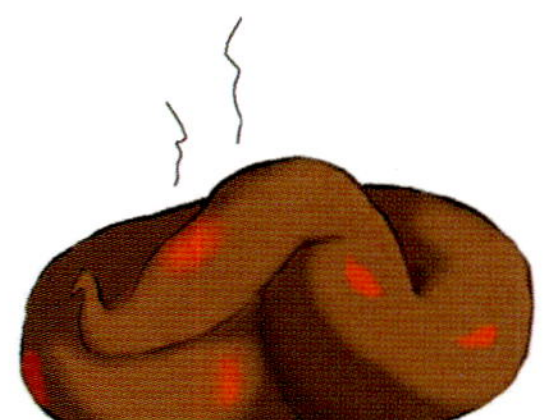

sang aux selles
Blutauflagerungen
دم

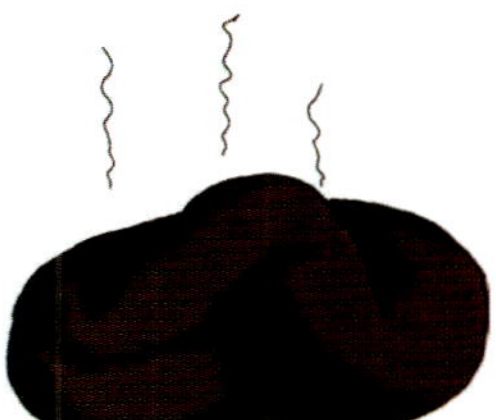

selles noires
schwarzer Stuhlgang
غائط دموي

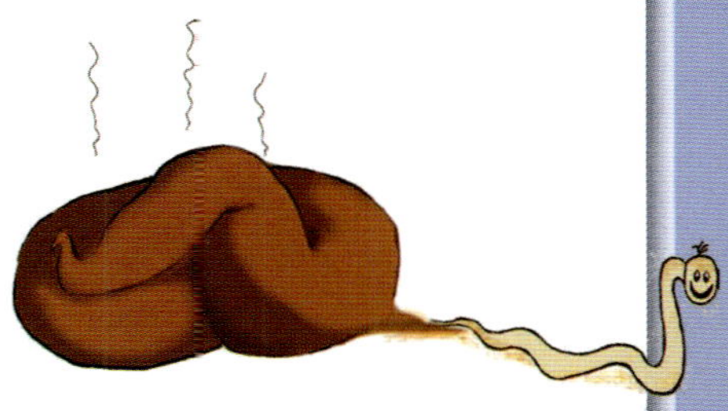

vers
Würmer
دود

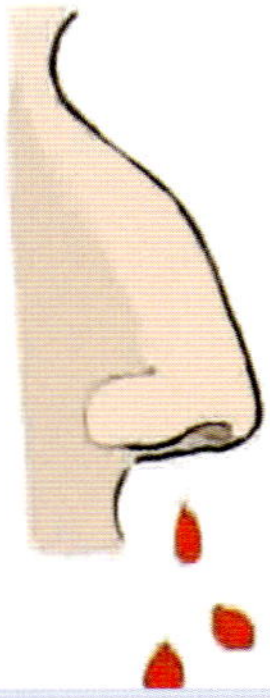

saignement de nez
Nasenbluten
نزيف من الأنف

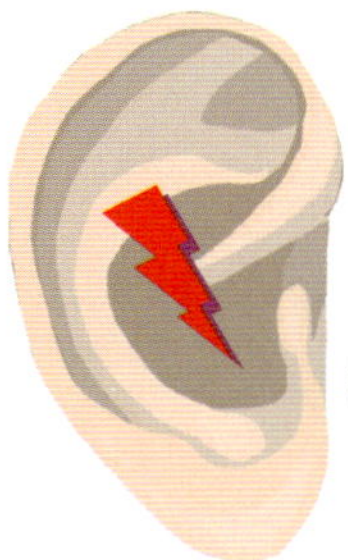

otalgie
Ohrenschmerzen
ألم في الأذنين

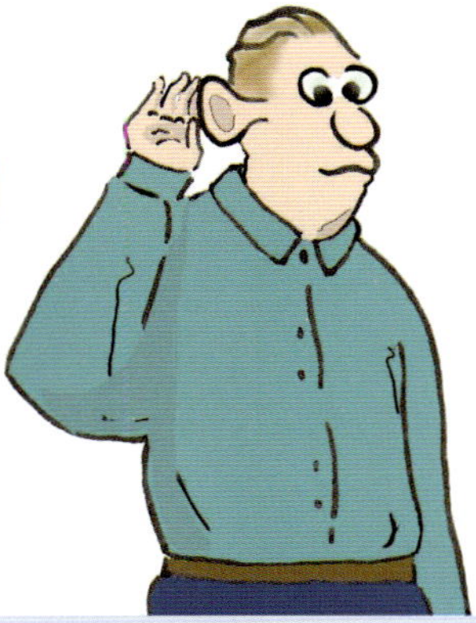

problème d'ouïe
Schwerhörigkeit
ثقل في السمع

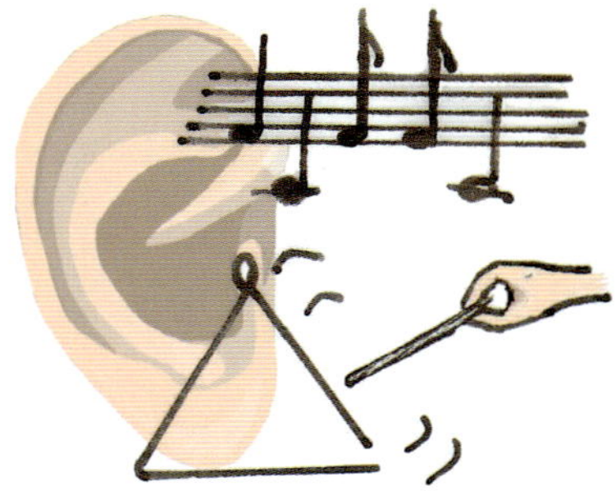

sifflement de l'oreille
Ohrgeräusch
طنين

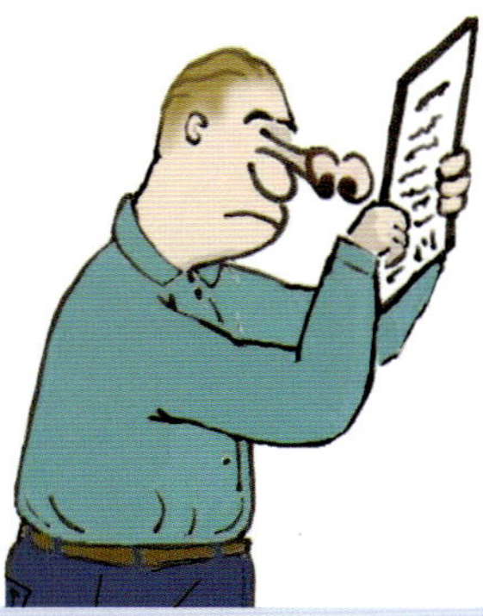

myope
kurzsichtig
قصر في النظر

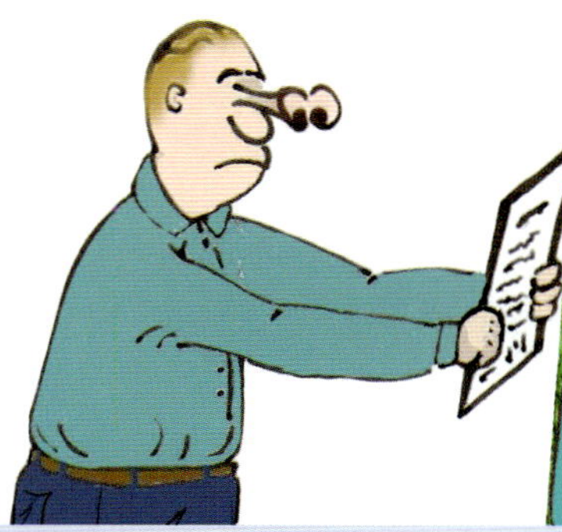

hypermétrope
weitsichtig
بعد في النظر

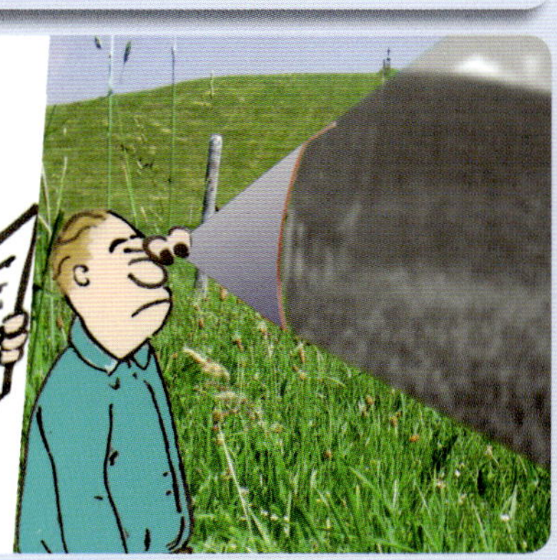

vision floue
Grauschleier
grauer Star
غشاء رمادي

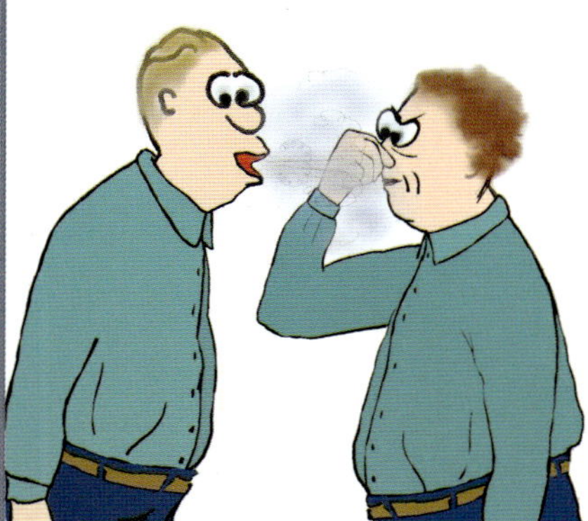

mauvaise haleine
Mundgeruch
رائحة فم

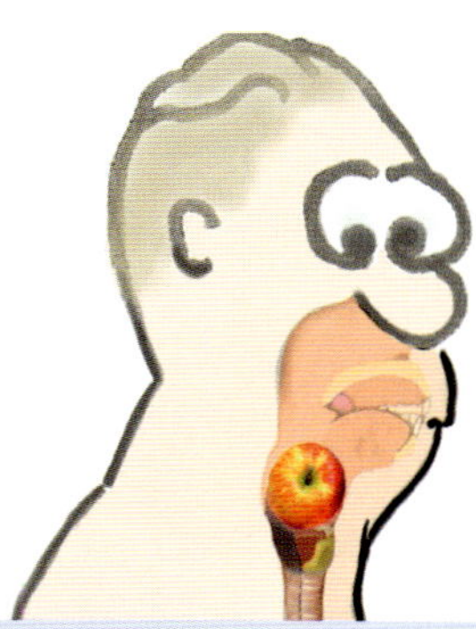

difficulté à avaler
Schluckbeschwerden
مشاكل عند البلع

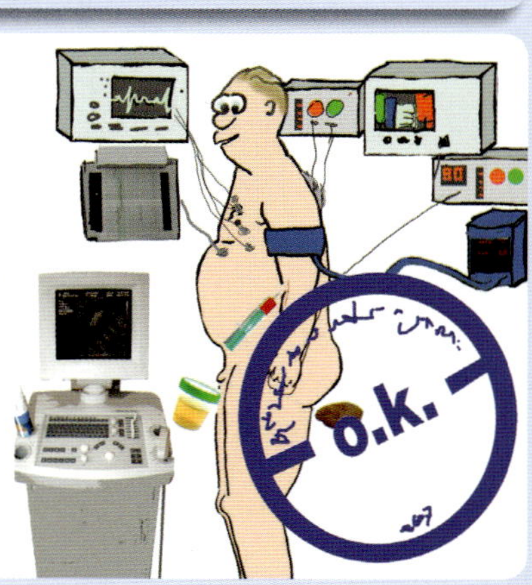

seulement un contrôle/préventive
nur Kontrolle/ Vorsorge
فقط المتابعة

STUTTGART

Landeshauptstadt Stuttgart
Abteilung für Integrationspolitik

Die Abteilung für Integrations-politik hat den Auftrag, die Umsetzung der Stuttgarter integrationspolitischen Ziele zu initiieren, zu moderieren und zu koordinieren.

Die Ziele sind:

1. Die Förderung der gesellschaftlichen Partizipation und der Chancengleichheit von Menschen unterschiedlicher Herkunft.
2. Die Förderung des friedlichen Zusammenlebens der verschiedenen Bevölkerungsgruppen.
3. Die Nutzung der kulturellen Vielfalt als Potenzial für die internationale Stadtgemeinschaft.

Das Stuttgarter Bündnis für Integration
Das Integrationskonzept „Stuttgarter Bündnis für Integration" wird als eine gemeinsame Aufgabe von allen beteiligten gesellschaftlichen Gruppen mitgetragen und umgesetzt.

Zu den Bündnispartnern zählen, neben den zahlreichen Institutionen, Bürgerinnen und Bürger mit und ohne deutschen Pass sowie ihre Vereine. Auch 30 interkulturelle Gesundheitsmediatoren des Projekts MiMi gehören dazu. Das Projekt wird am Standort Stuttgart von der Abteilung für Integrationspolitik koordiniert.

Weitere Informationen dazu unter www.stuttgart.de/Integrationspolitik.

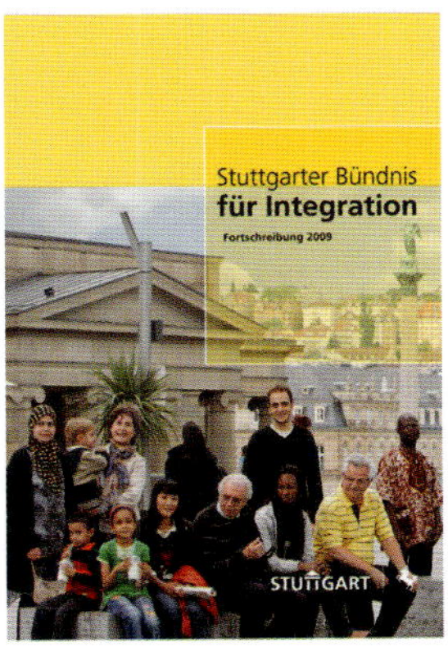

IKoM

Informations- und Kontaktstelle für die Arbeit mit älteren MigrantInnen

Das bietet Ihnen IKoM:

- Umfangreichen Fachnewsletter
- Literatur- und Kontaktdatenbank
- Informationen zu Projekten, Veranstaltungen und Neuerscheinungen
- Vernetzung

Kontakt:
Aktion Courage e.V.
Kaiserstr. 201
53113 Bonn
Tel.: 0228-92129358
E-Mail: ikom@aktioncourage.org
Homepage: www.ikom-bund.de

AKTIONCOURAGE
füreinander Welten öffnen
frei von Rassismus

DTPPP

Dachverband der transkulturellen Psychiatrie, Psychotherapie und Psychosomatik im deutschsprachigen Raum e.V.

Postfach 26 22 • D-59016 Hamm •
www.dtppp.com • info@dtppp.com

VIA

VIA e.V. ist ein Dachverband für Vereine, Gruppen und Initiativen, die in der Migranten-, Aussiedler- und Flüchtlingsarbeit aktiv sind.

Bundesweit sind über 100 Organisationen im Verband organisiert. Hinzu kommen weitere Einrichtungen aus dem europäischen Ausland.
Ein wichtiger Arbeitsschwerpunkt für VIA ist "Migration und Gesundheit". Im Projekt **"Gesundheit für Migranten/innen - Sensibilisierung und Prävention"** geht es neben Informationsvermittlung über das deutsche Gesundheitssystem vor allem um den Aufbau von gesundheitlichen Präventionskursen für Migrantinnen und Migranten.

Näheres auf der VIA-Homepage:
www.via-bundesverband.de

GOURMAND
world cookbook awards 2004

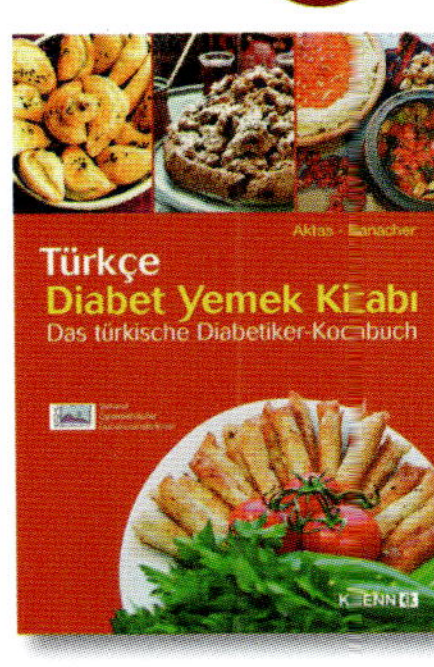

Das türkische Diabetiker-Kochbuch

Kitabımızda yaşam kalitesine uygun geleneksel türk mutfağına özgu yemek tariflerini bulacaksınız.
Diabet üzerine, Yüksek şeker belirtileri.
ABC Diabet.

ISBN 978-3-902351-27-2 www.hubertkrenn.at

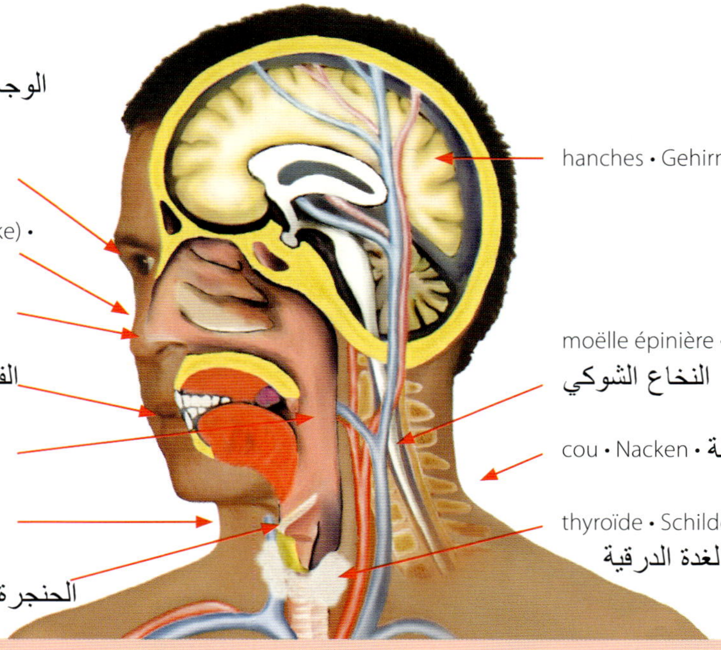

visage • Gesicht • الوجه
œil • Auge • العين
joue • Wange (Backe) • الخد
nez • Nase • الأنف
bouche • Mund • الفم
gorge • Rachen • البلعوم
cou • Hals • العنق
larynx • Kehlkopf • الحنجرة
hanches • Gehirn • الدماغ
moëlle épinière • Rückenmark • النخاع الشوكي
cou • Nacken • الرقبة
thyroïde • Schilddrüse • الغدة الدرقية

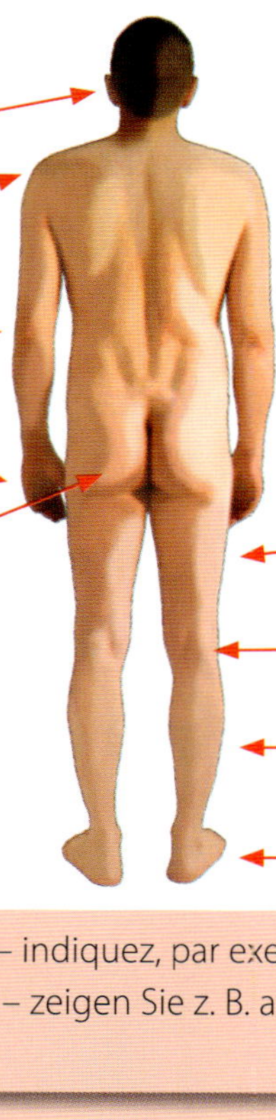

tête • Kopf • الرأس
oreille • Ohr • الأذن
epaule • Schulter • الكتف
bras • Arm • الذراع
main • Hand • اليد
fesses • Gesäß/Pobacke • المؤخرة
jambe • Bein • الرجل
dos • Rücken • الظهر
cuisse • Oberschenkel • الفخذ
genou • Knie • الركبة
mollet • Unterschenkel • الساق
pied • Fuß • القدم

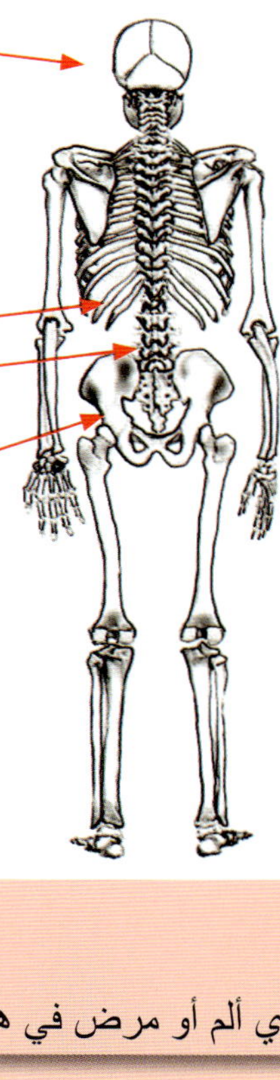

crâne • Schädel • الجمجمة
cage thoracique • Brustkorb • القفص الصدري
côte • Rippe • الاضلاع
colonne vertébrale • Wirbelsäule • العمود الفقري
bassin • Becken • الحوض

Mes problèmes sont ici – indiquez, par exemple, un endroit ou organe
Ich habe dort Probleme – zeigen Sie z. B. auf ein Gebiet oder Organ
عندي ألم أو مرض في هذه المنطقة.

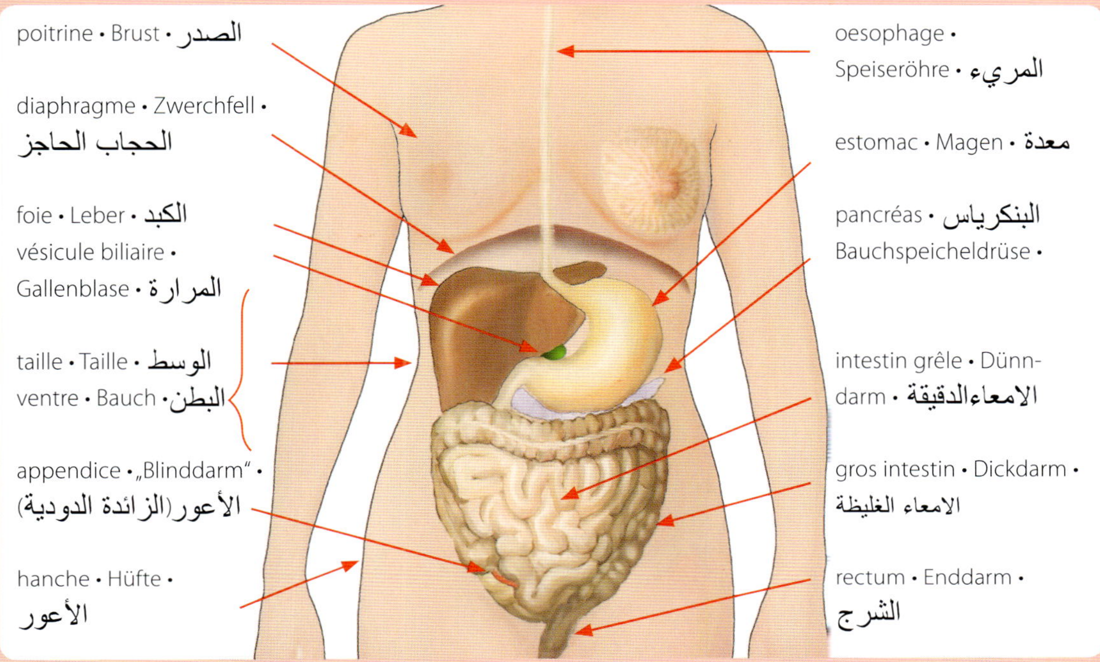

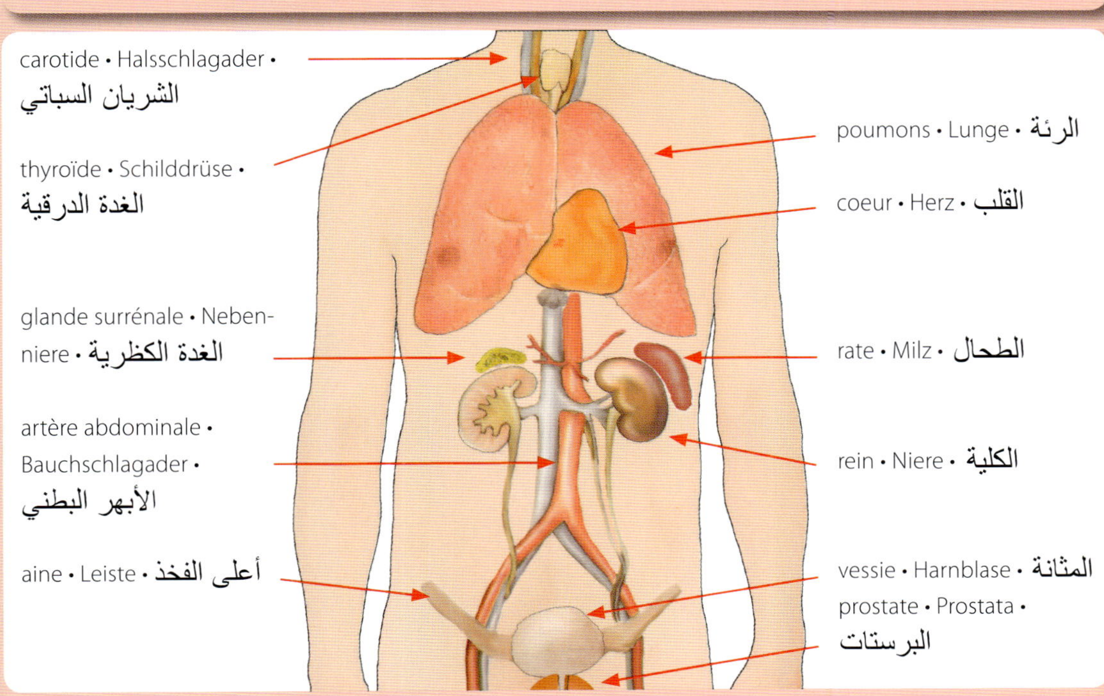

Mes problèmes sont ici – indiquez, par exemple, un endroit ou organe
Ich habe dort Probleme – zeigen Sie z. B. auf ein Gebiet oder Organ
عندي ألم أو مرض في هذه المنطقة.

Ethno-
Medizinisches
Zentrum e.V.

www.ethno-medizinisches-zentrum.de

Das MiMi-Projekt:
„Mit Migranten für Migranten – Interkulturelle Gesundheit in Deutschland“

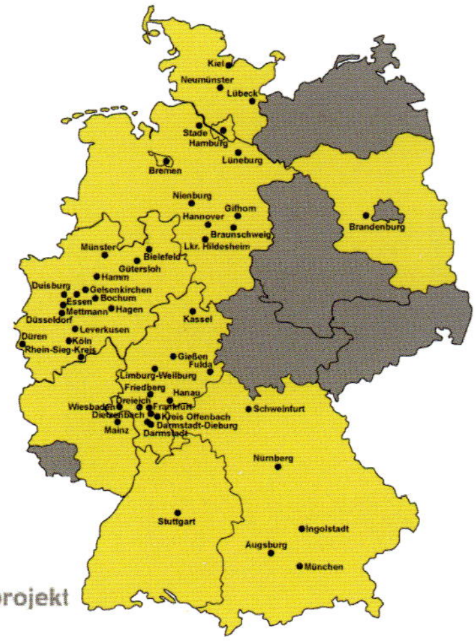

Migrantinnen und Migranten sind angesichts spezifischer Hindernisse, wie etwa Fremdsprachigkeit oder der fehlenden Vertrautheit mit den Verhältnissen im deutschen Gesundheitssystem, beim Zugang zu Informationen, Beratung und Therapien oftmals benachteiligt. Um einer Fehl- oder Unterversorgung entgegenzuwirken, wurde 2003 das Projekt „MiMi – Mit Migranten für Migranten – Interkulturelle Gesundheit in Deutschland“ vom Ethno-Medizinischen Zentrum e.V. (EMZ) entwickelt. Ziel des Projekts ist es, mehrsprachige und kultursensible Gesundheitsförderung und Prävention für Migrantinnen und Migranten anzubieten.

Dazu werden engagierte Menschen mit Migrationshintergrund zu interkulturellen Gesundheitsmediatoren ausgebildet, die dann als Multiplikatoren ihre Landsleute in der jeweiligen Muttersprache zum deutschen Gesundheitssystem und weiteren Themen der Gesundheitsförderung und Prävention informieren. Gegenwärtig wird das MiMi-Gesundheitsprojekt an mehr als 50 Orten und in 10 Bundesländern durchgeführt. Schirmherrin des Projekts ist die Bundesbeauftragte für Migration, Integration und Flüchtlinge, Staatsministerin Prof. Dr. Maria Böhmer.

MiMi
Das Gesundheitsprojekt
Mit Migranten für Migranten.

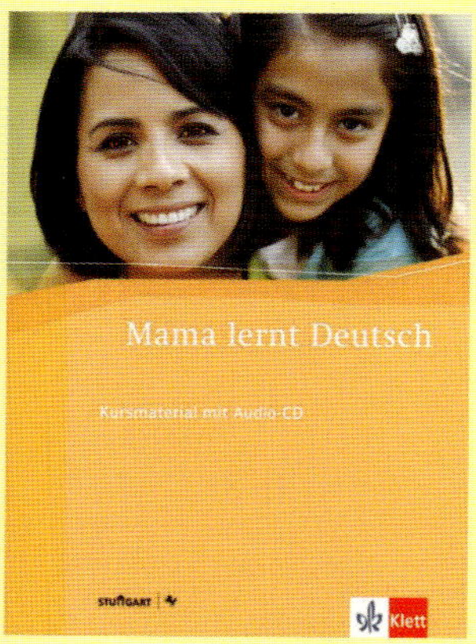

Mama lernt Deutsch

Kursmaterial mit Audio-CD

978-3-12-676190-1

- Deutsch für das tägliche Leben
- mit den Themen Schule, Familie, Gesundheit

Weitere Informationen:
www.klett.de/MamalerntDeutsch

Klett

Berlin braucht dich!

Berlin potrzebuje ciebie!
Берлин нуждается в тебе!
Berlin needs you!
Berlin'in sana ihtiyacı var!
Berlin cân ban!
برلين بحاجة اليك!

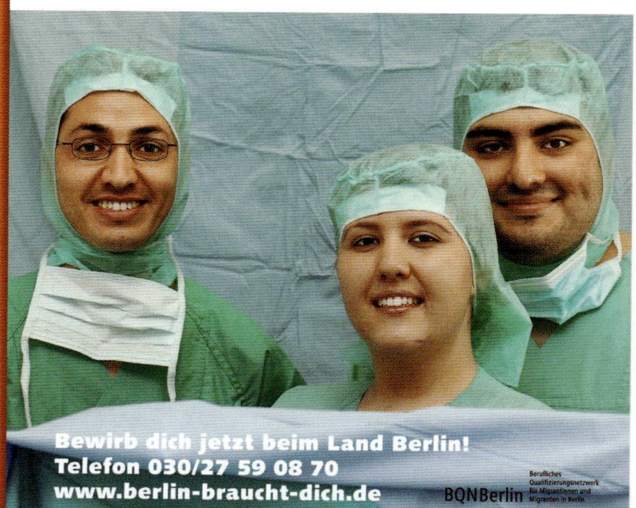

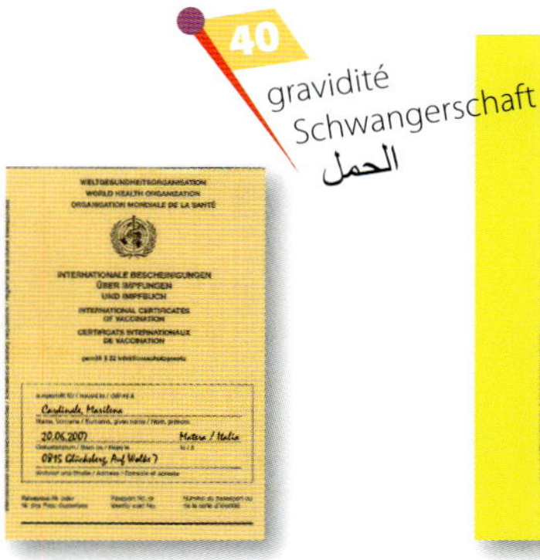

© mit freundlicher Genehmigung des Deutschen Grünen Kreuzes

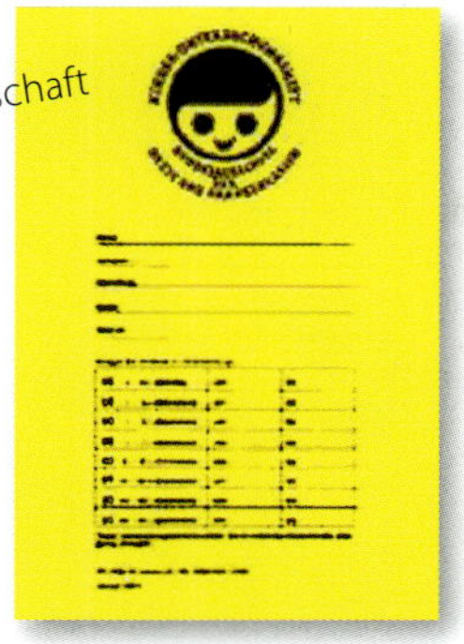

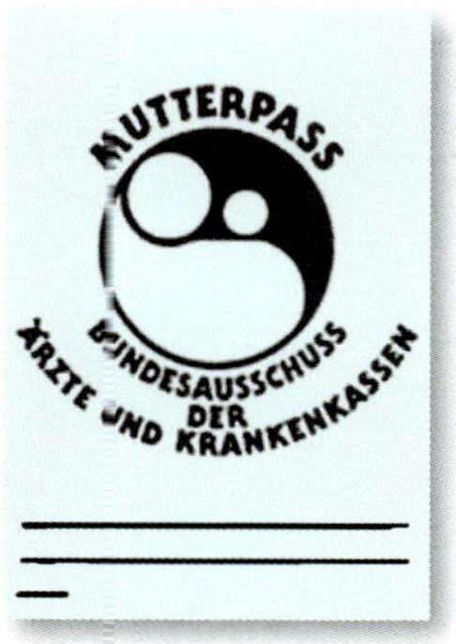

* © mit freundlicher Genehmigung des Gemeinsamen Bundesausschusses der Ärzte und Krankenkassen

Registre de vaccins
Impfpass
دفتر التطعيم

carte préventive
Vorsorgeheft
دفترلنتائج فحوصات الطفل

carte de maternité
Mutterpass
بطاقة الامومة

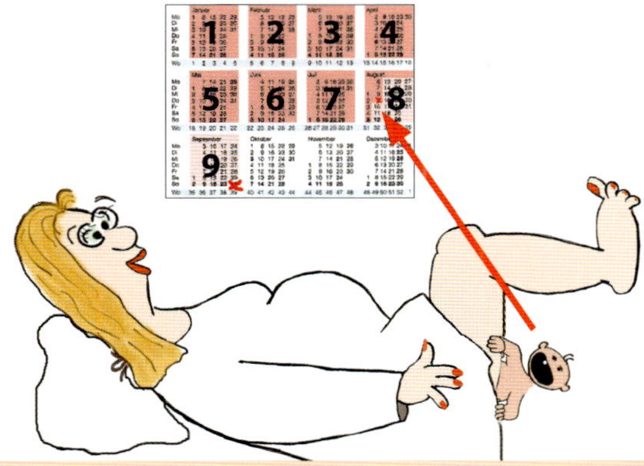

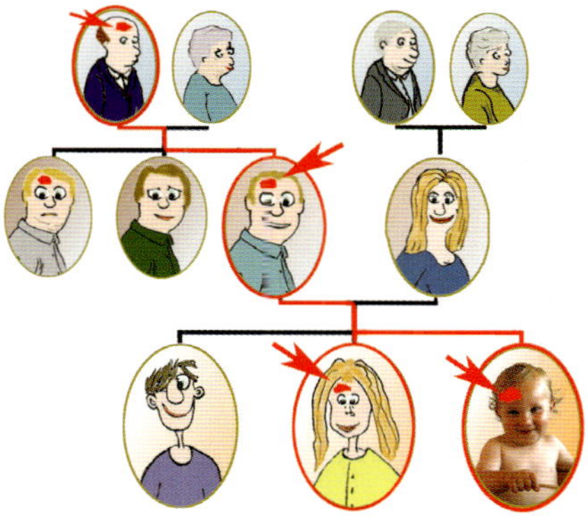

accouchement prématuré
Frühgeburt
ولادة مبكرة

maladies familliales
Familienkrankheiten
أمراض في العائلة

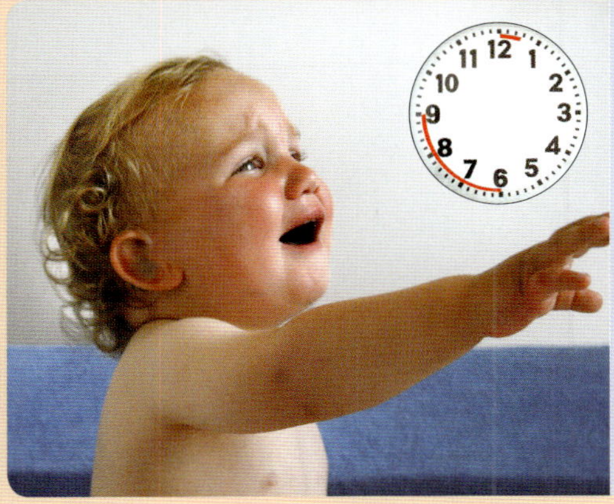

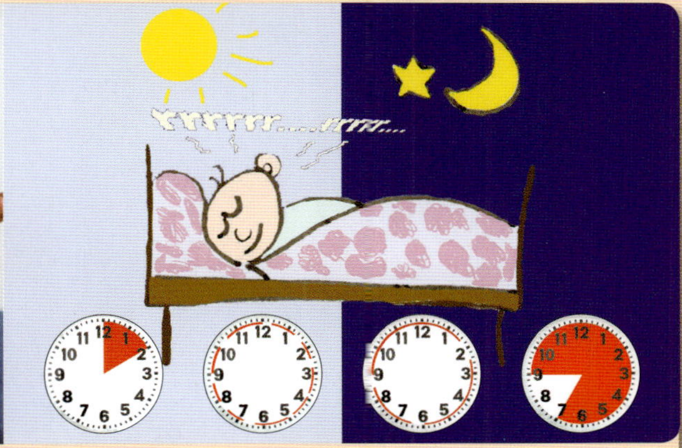

pleurant/criant
Schreien
صراخ

sieste
Mittagsschlaf
قيلولة

rythme du sommeil
Schlafrhythmus
النوم المعتاد عليه

dormir toute la nuit
Durchschlafen
نوم عميق

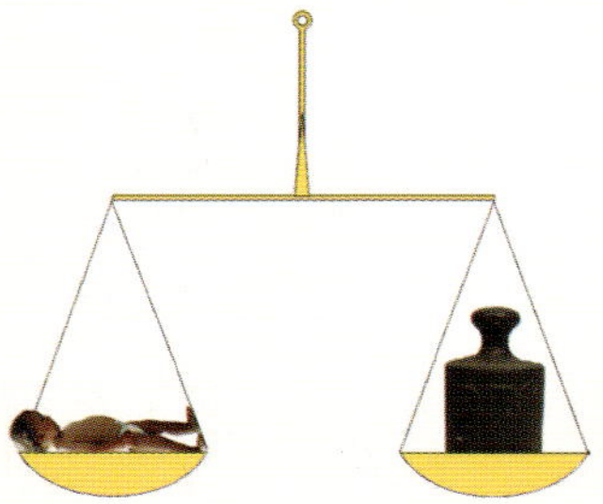

poids avant
vorher wiegen
قياس الوزن/قبل

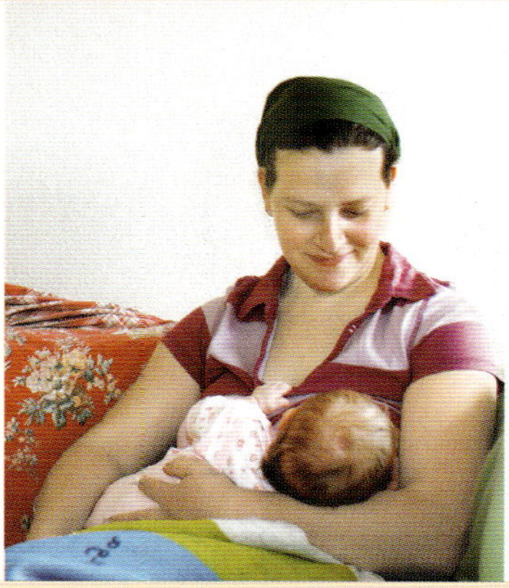

allaiter
stillen
ترضيع

Combien de grammes de plus?
Wie viel Gramm?
كم من غرام؟

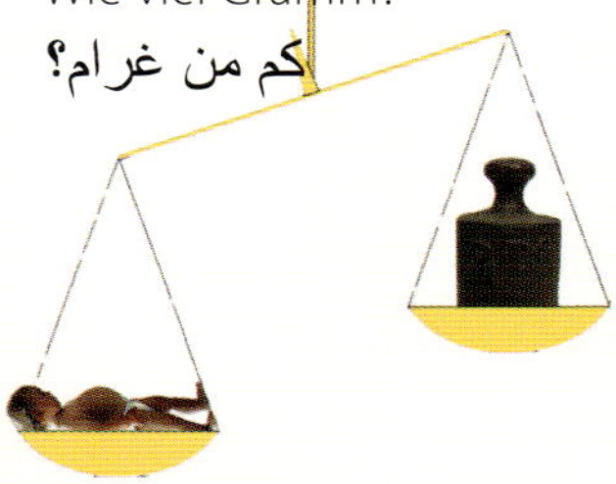

poids après
nachher wiegen
قياس الوزن/بعد

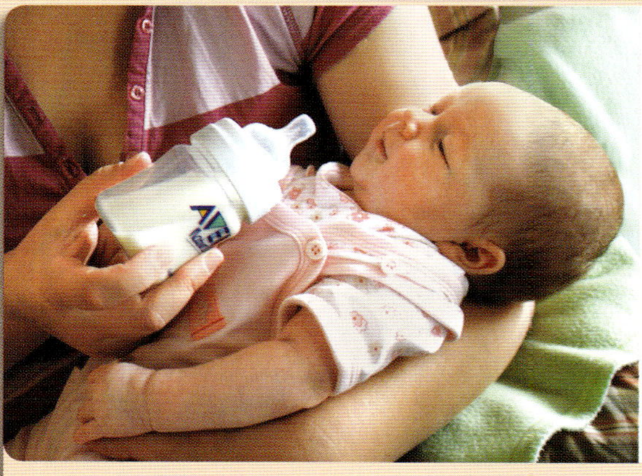

bouteille de lait
Milchflasche
رضاعة/زجاجة الحليب

66
nutrition
Ernährung
التغذية

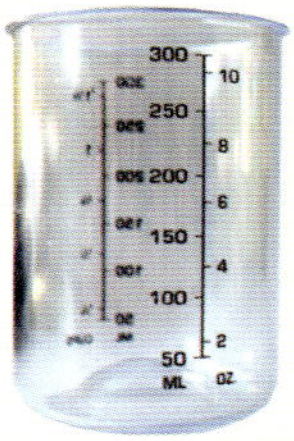

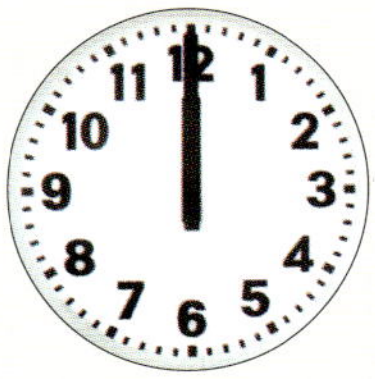

Combien de ml boit le bébé? A quelle fréquence?
Wie viel ml trinkt das Kind? Wie oft?
كم من مليلتر يشرب الطفل وكم مرة؟

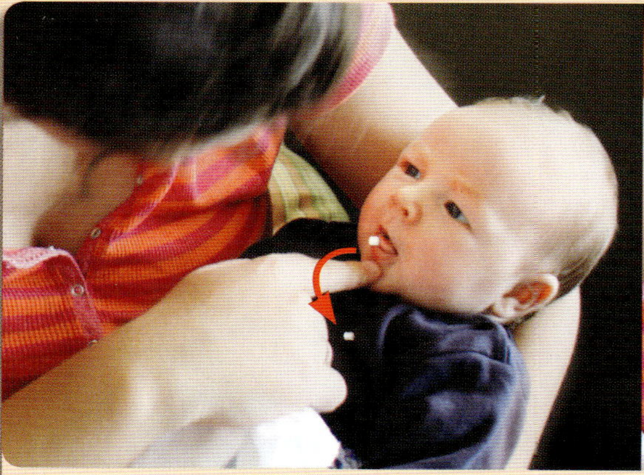

cracher le médicament
Medikament ausgespuckt
بصق الدواء

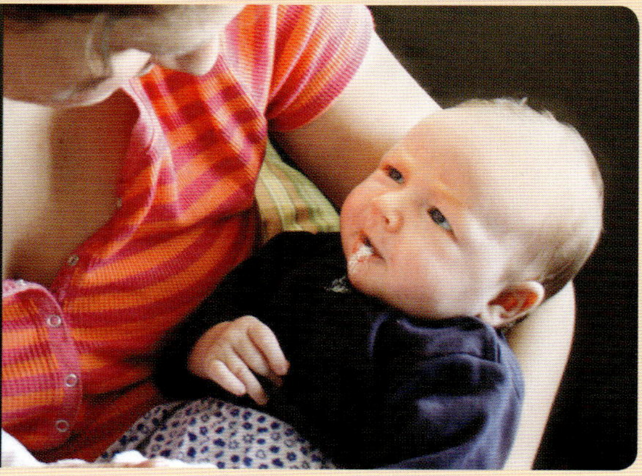

cracher/renvoyer
Spucken/Speien
يبصق

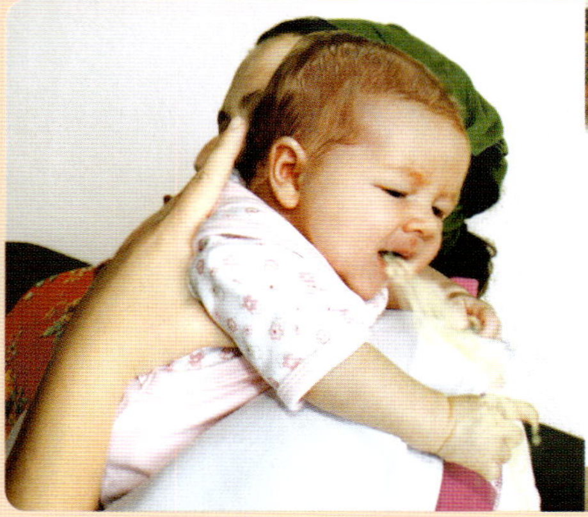

vomissement torrentiel
Erbrechen im Schwall
تقيؤ ...

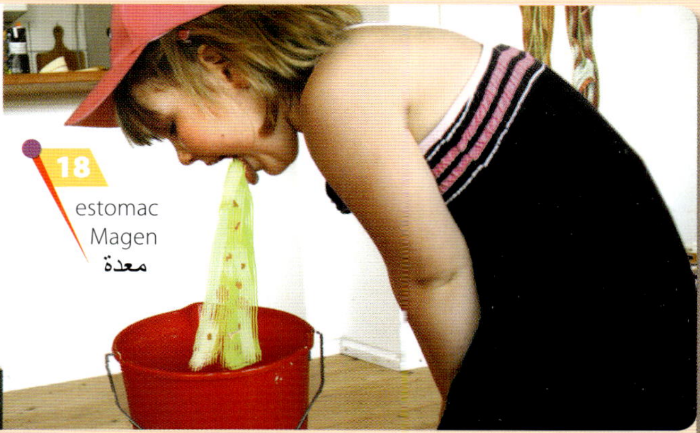

étourdissement
Erbrechen
تقيؤ

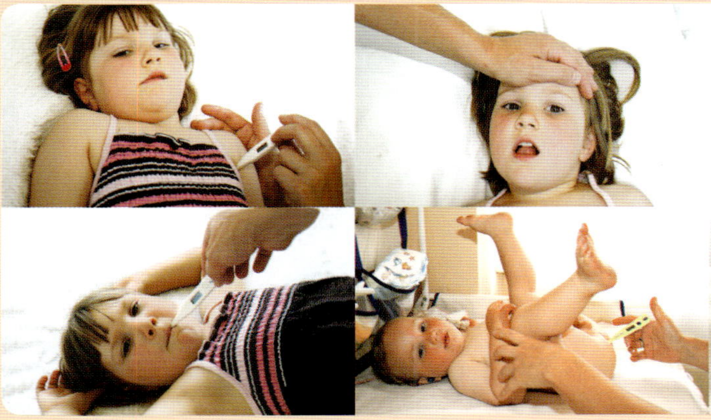

mesurer la température corporelle – où et comment le faire?
Fieber messen – wo und wie gemessen?
قياس درجة الحرارة ـ أين وكيف قيست ؟

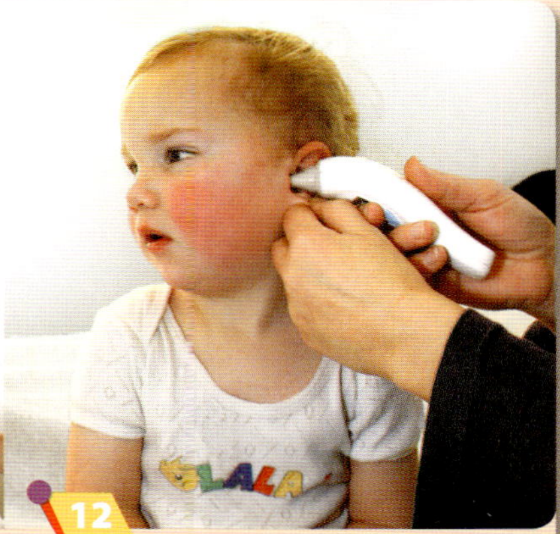

rhume, enrhumée
Erkältung, Schnupfen
رشح, سعال

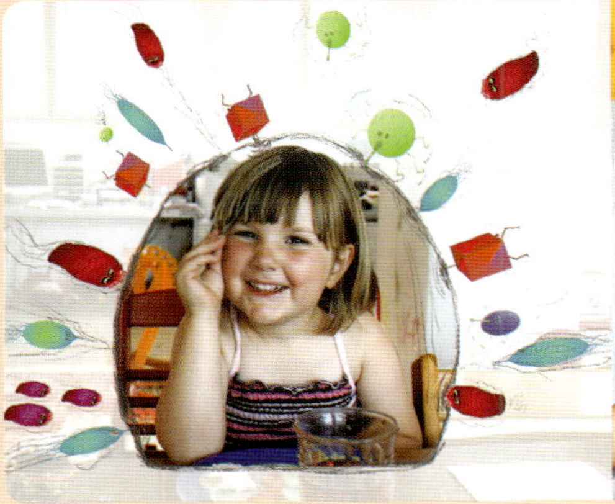

vaccin
Impfung
تطعيم

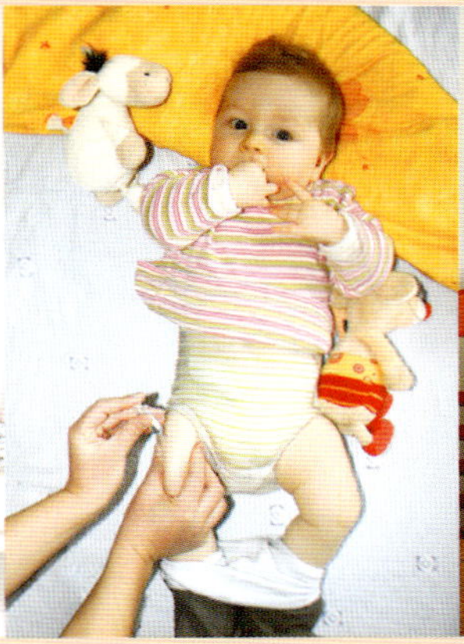

immunisation de base
Grundimmunisierung
تطعيم جذري

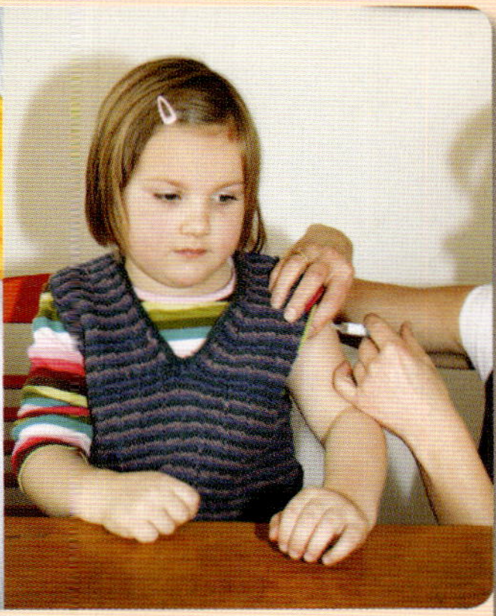

rappel du vaccin
Auffrischung
تجديد التطعيم

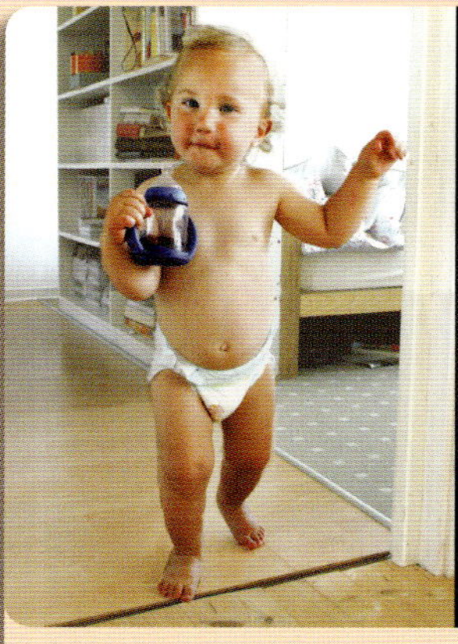
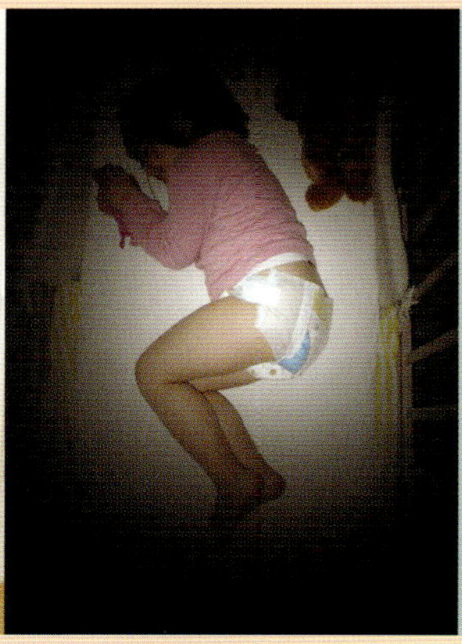

couches pendant la journée/pour la nuit
Windeln tags/nachts
تحفيض ليلا ونهارا

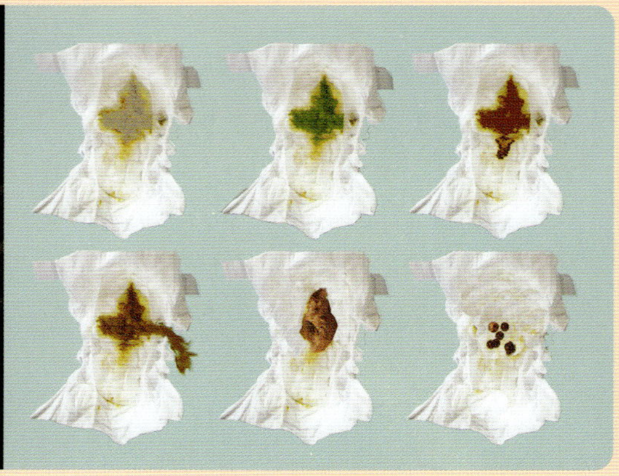

digestion
Verdauung
الهضم

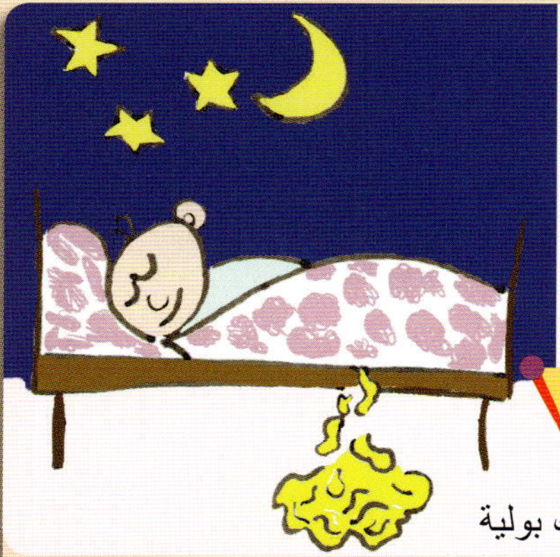

incontinence au lit
Bettnässen
تبلل الفراش

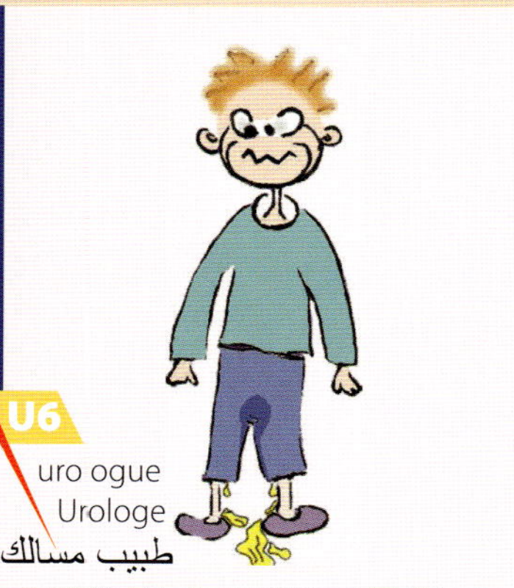

mouiller le jour
Einnässen bei Tag
سلس البول نهارا

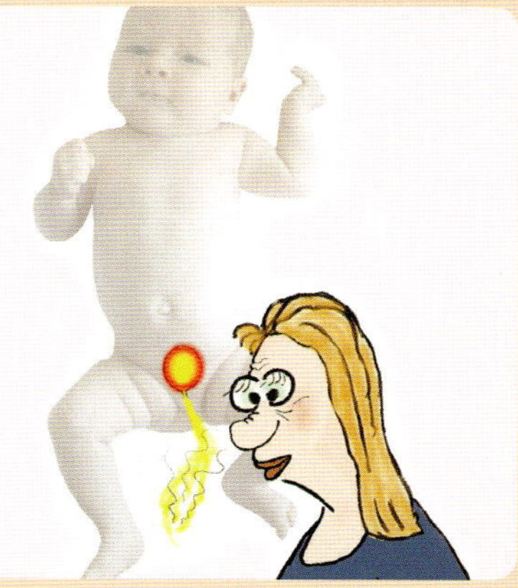

l´urine sent fort
Urin riecht
البول له رائحة

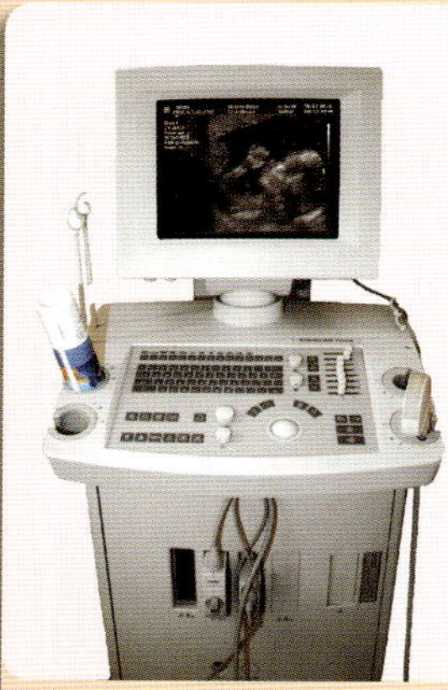

visite de routine
Routinekontrolle
فحص دوري

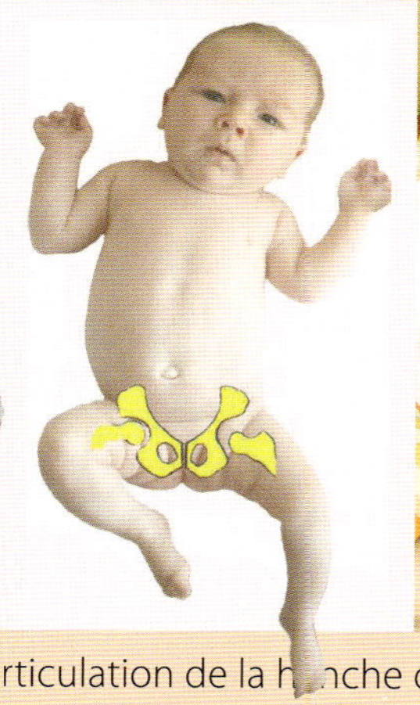

l´articulation de la hanche
Hüftgelenk
مفصل الفخذ

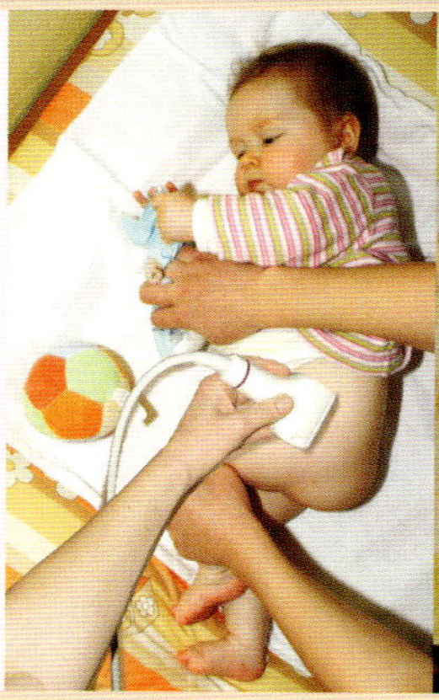

dysplasie de hanche
Hüftgelenksdysplasie
تشوه في مفصل الفخذ

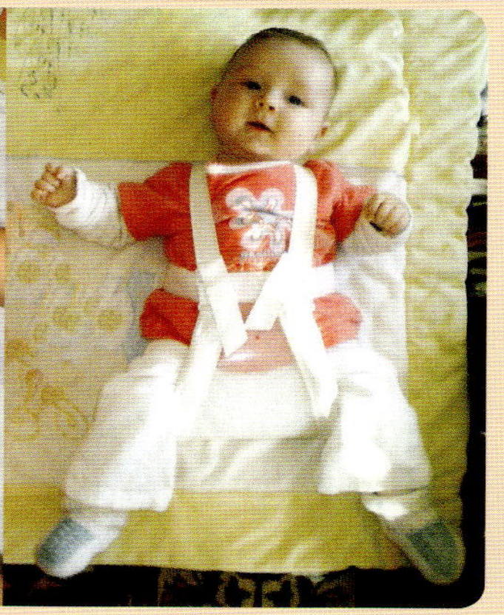

harnais
Spreizhose
حمالة لتقويم مفصل الفخذ

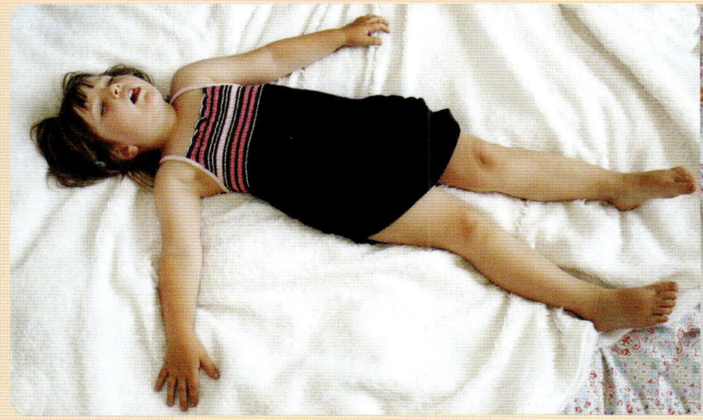

inert/immobile
regungslos
بدون إثارة

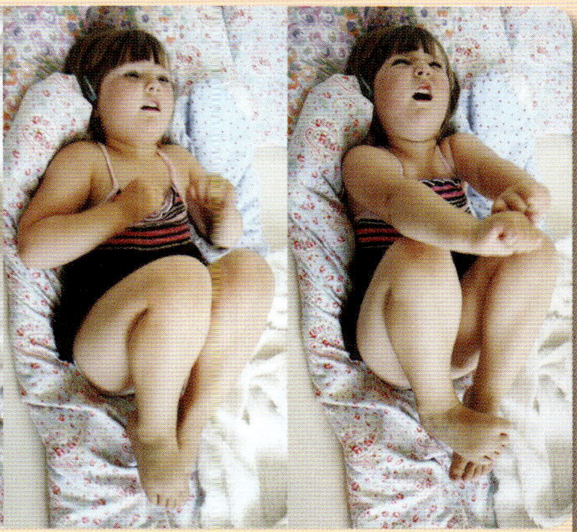

convulsions/spasmes
Zuckungen/Krämpfe
تشنج عضلي

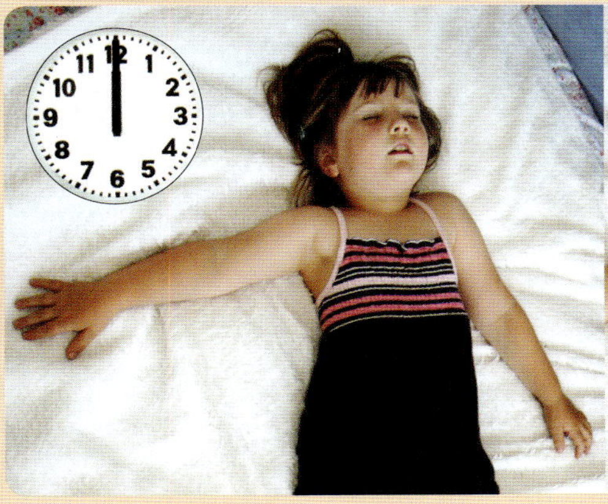

Combien de temps?
Wie lange?
كم يستغرق

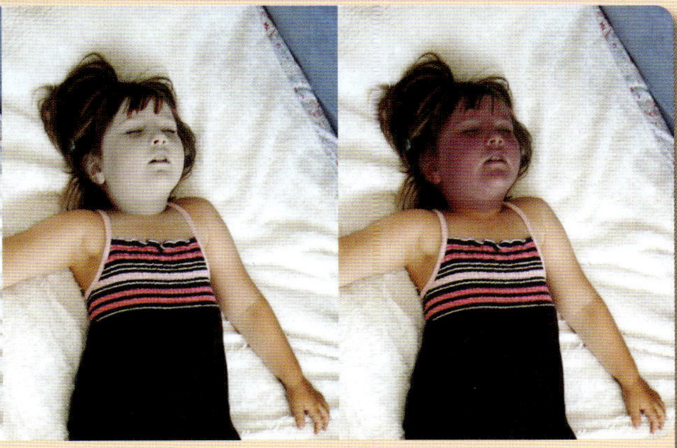

teint du visage
Gesichtsfarbe
لون الوجه

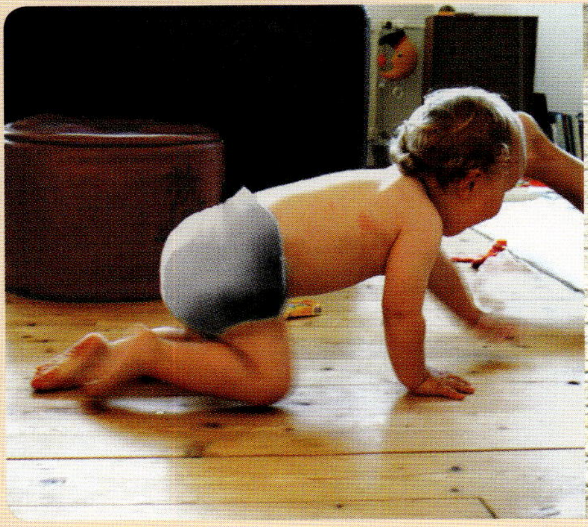

marcher à quatre pattes
Krabbeln
زحف

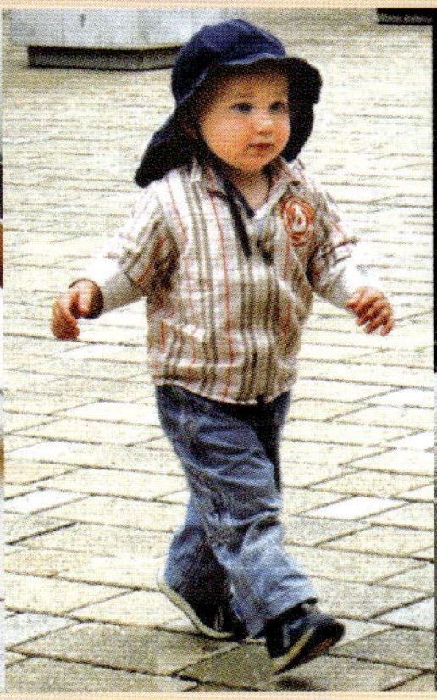

marcher
Laufen
مشي

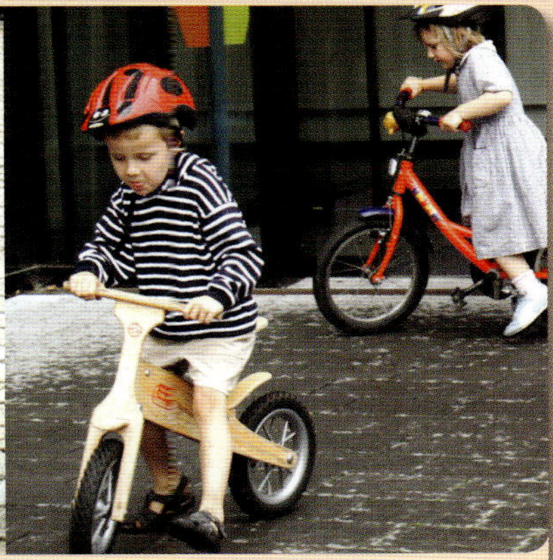

agilité
Bewegung
حركة

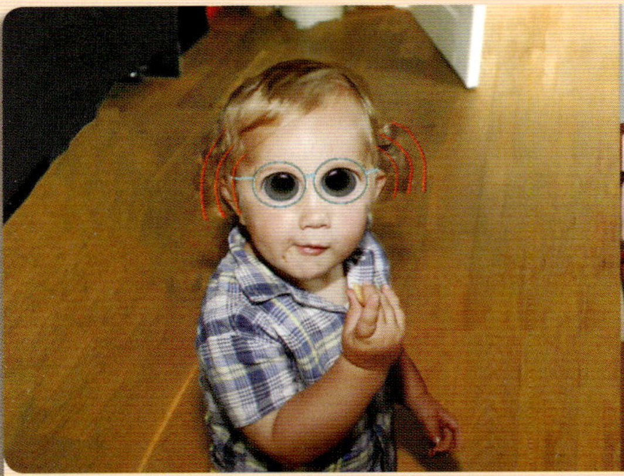

voyant
Sehen
البصر

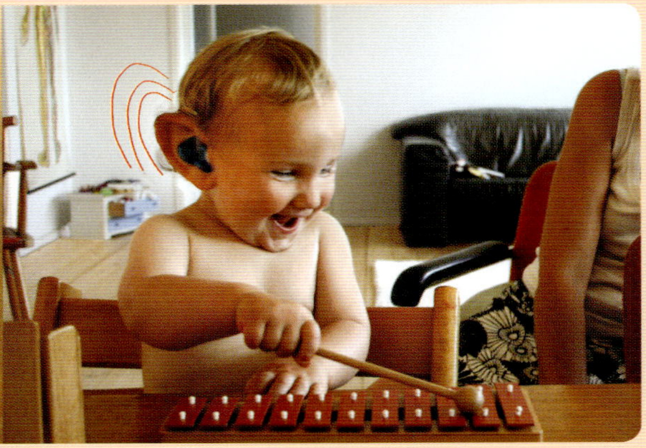

écoutant
Hören
أمراض

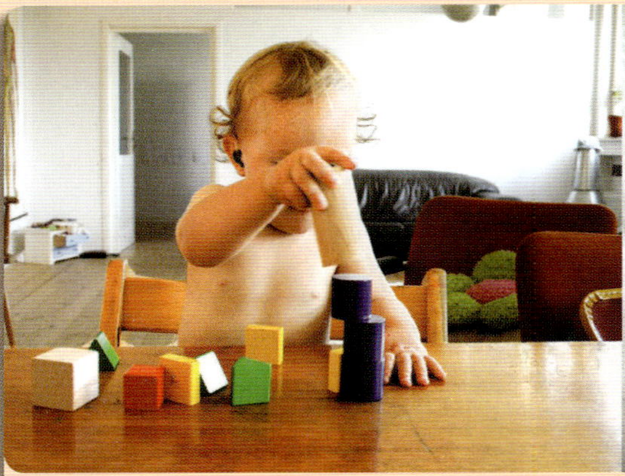

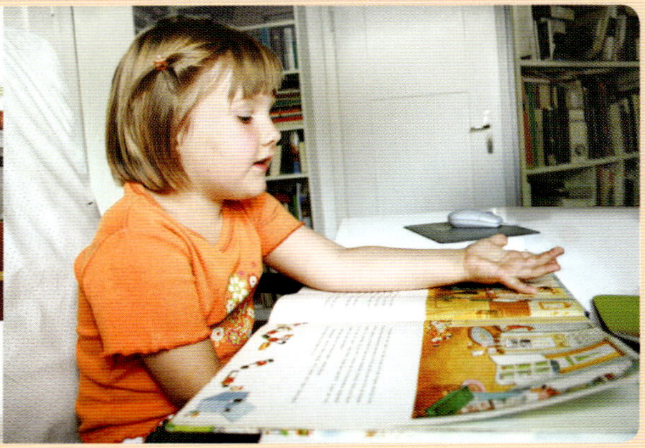

L´ enfant peut-il se concentrer sur quelcue chose pendant un temps relativement long?
Kann sich das Kind längere Zeit konzentriert mit einer Sache beschäftigen?
هل يستطيع الطفل أن يركزبشئ ما لفترة طويلة

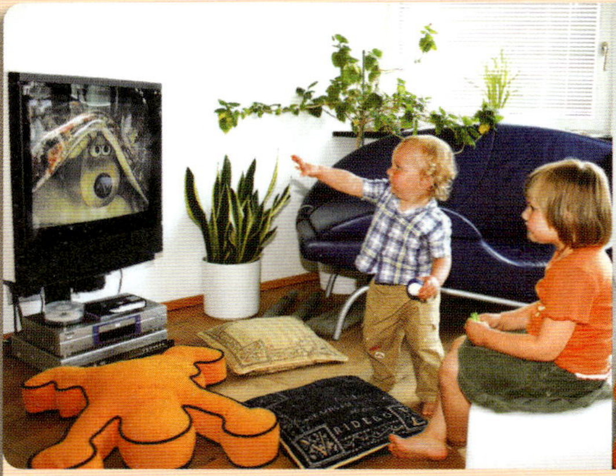

télévision
Fernsehen
مشاهدة التلفاز

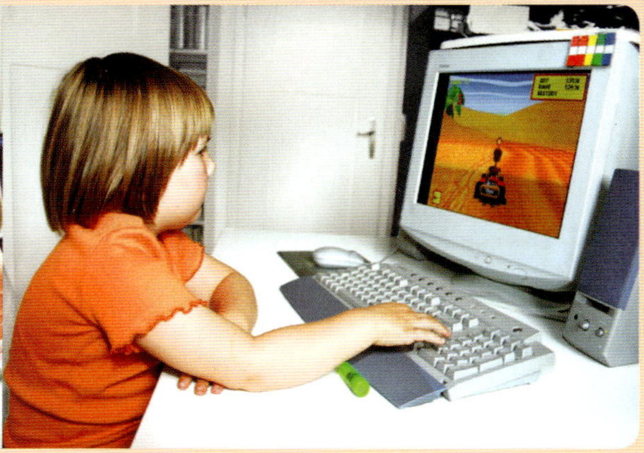

ordinateur
Computer
كمبيوتر

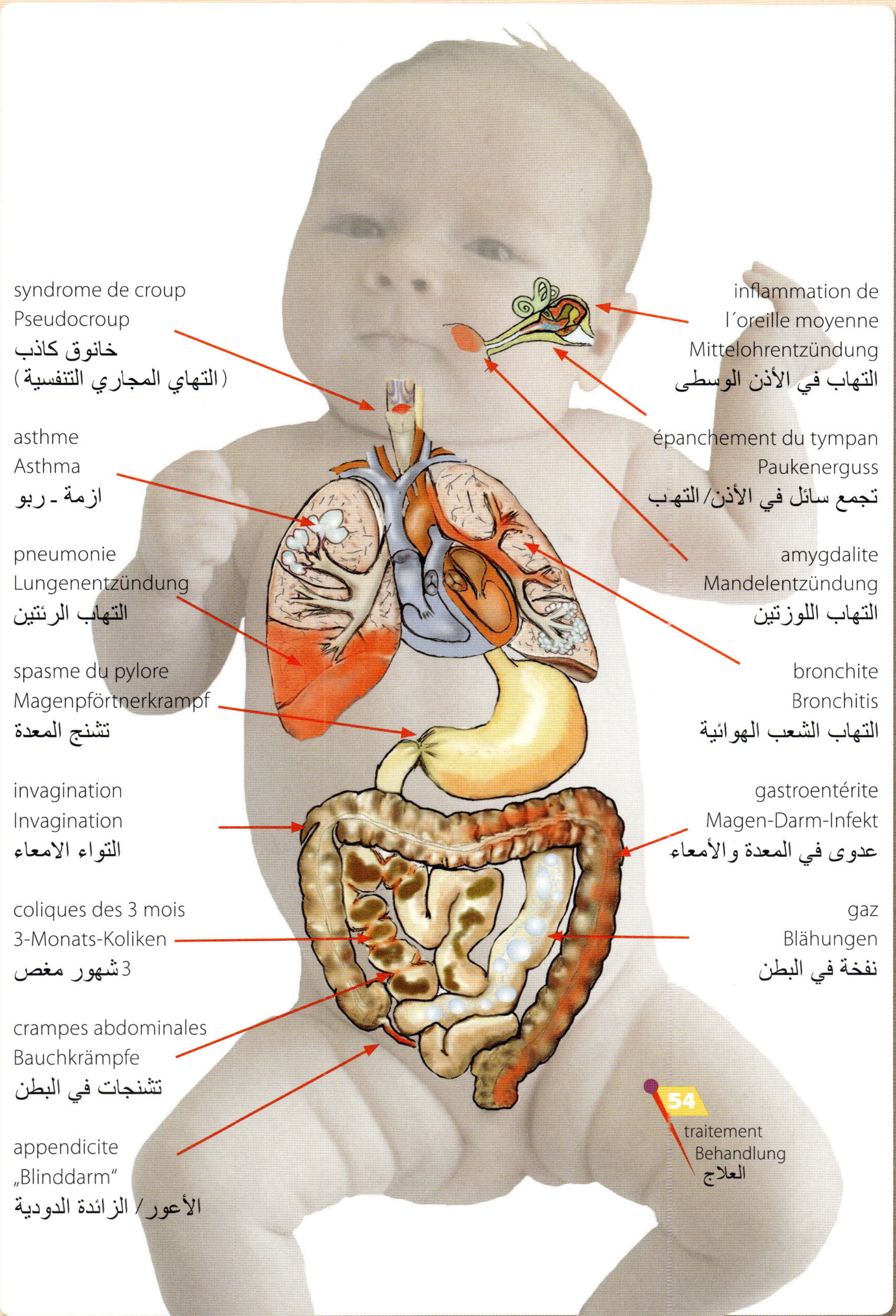
syndrome de croup
Pseudocroup
خانوق كاذب
(التهاي المجاري التنفسية)
asthme
Asthma
ازمة ـ ربو
pneumonie
Lungenentzündung
التهاب الرئتين
spasme du pylore
Magenpförtnerkrampf
تشنج المعدة
invagination
Invagination
التواء الامعاء
coliques des 3 mois
3-Monats-Koliken
3شهور مغص
crampes abdominales
Bauchkrämpfe
تشنجات في البطن
appendicite
„Blinddarm“
الأعور / الزائدة الدودية
inflammation de
l´oreille moyenne
Mittelohrentzündung
التهاب في الأذن الوسطى
épanchement du tympan
Paukenerguss
تجمع سائل في الأذن/ التهب
amygdalite
Mandelentzündung
التهاب اللوزتين
bronchite
Bronchitis
التهاب الشعب الهوائية
gastroentérite
Magen-Darm-Infekt
عدوى في المعدة والأمعاء
gaz
Blähungen
نفخة في البطن
54
traitement
Behandlung
العلاج

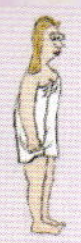

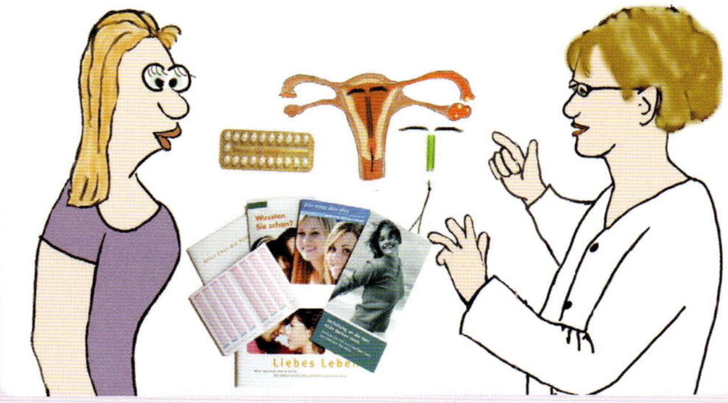

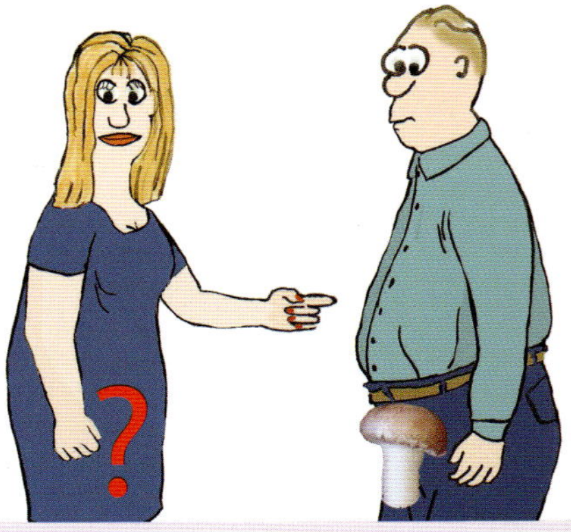

information/pilule contraceptive
Information/Verhütung: Pille Spirale
معلومات / وقاية: حبوب منع الحمل واللولب

examen du partenaire/maladie sexuellement transmissible?
Partneruntersuchung/Geschlechtskrankheit?
فحص الزوجين / امراض جنسية

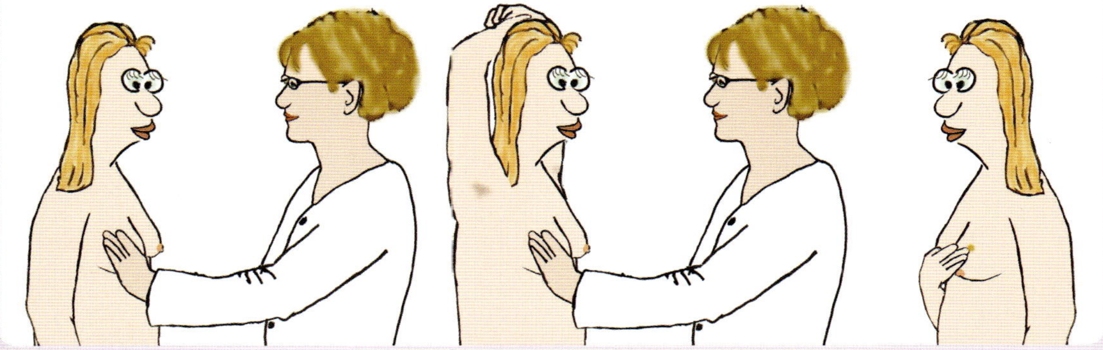

dépistage précoce du cancer du sein, examen digital
Brustkrebsvorsorge, Tastuntersuchung
فحص لمس احتياطي(وقائي)

nodules
Knoten
عقدة او ربطه

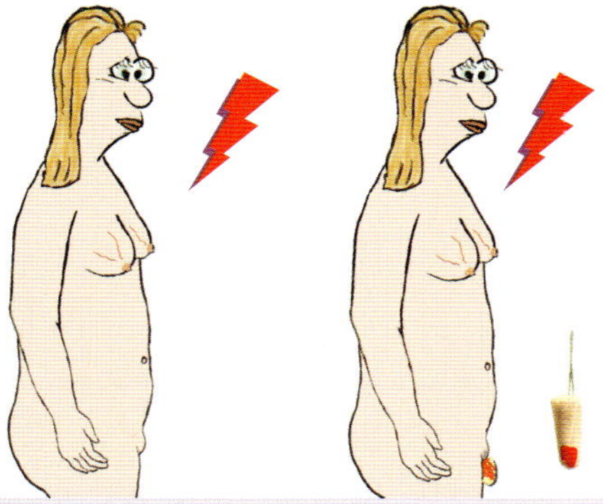

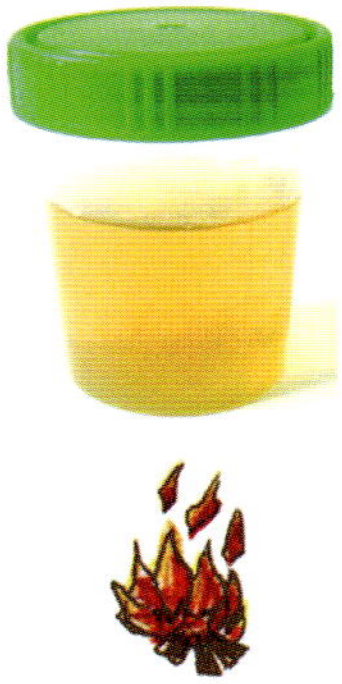

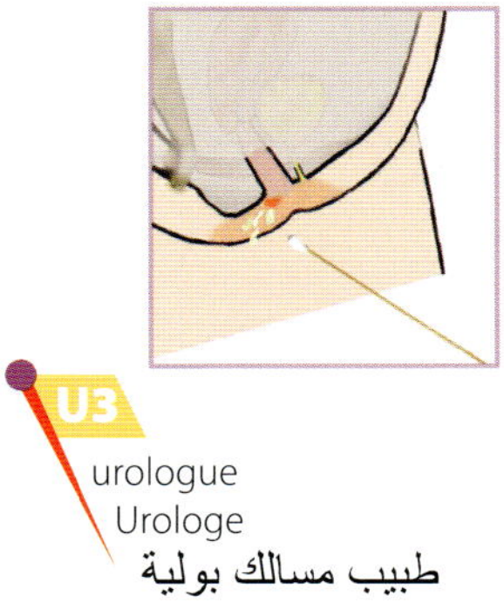

douleur déchirante
avant/pendant les règles
Ziehen der Brust
vor der Periode/während der Periode
سحب الصدر قبل/ عند الدورة

brûlures à l´heure
d´uriner
Brennen beim
Wasserlassen
حرقة عند البول

écoulement/
démangeaison
Ausfluss/Juckreiz
مخرج/ حكة

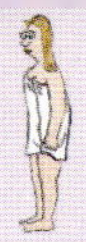

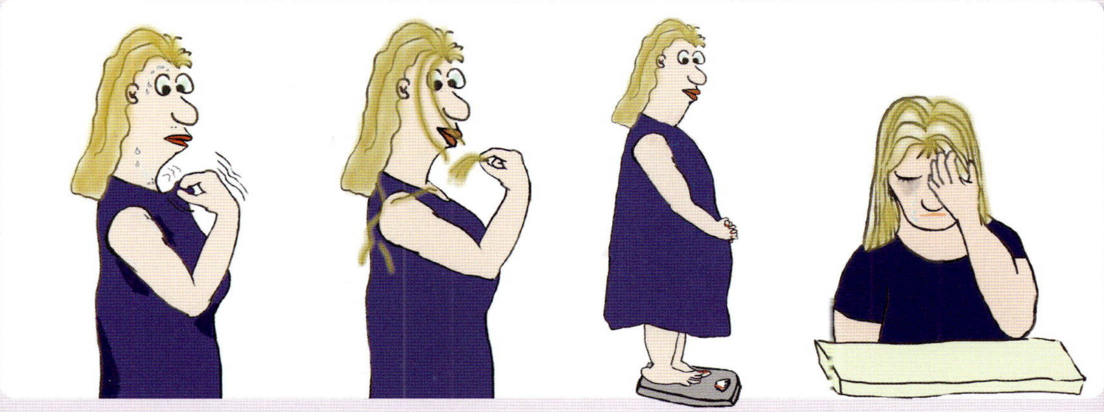

„ménopause": bouffées de chaleur
„Wechseljahre": Hitzewallungen
"سن الياس" ومضات حرارية

perte de cheveux
Haarausfall
تساقط الشعر

gain de poids
Gewichtszunahme
زيادة الوزن

dépressions
Depressionen
إكتئاب

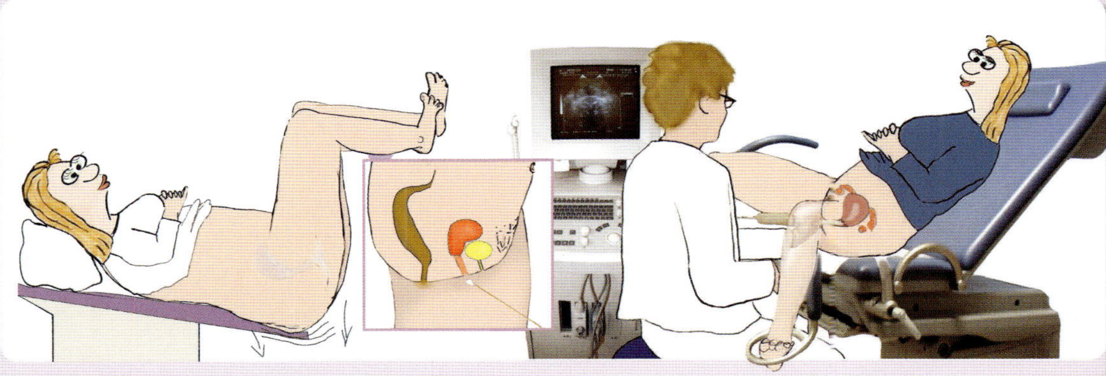

décontractez vos fesses
Po locker lassen
اترك المؤخرة مرتخية

frottis de dépistage – orifice du col de l'utérus
Abstrich – Muttermund
عينة من الرحم

ultrasons abdominaux
Ultraschall Unterleib
اشعة فوق صوتية للبطن اسفلية (الحوض)

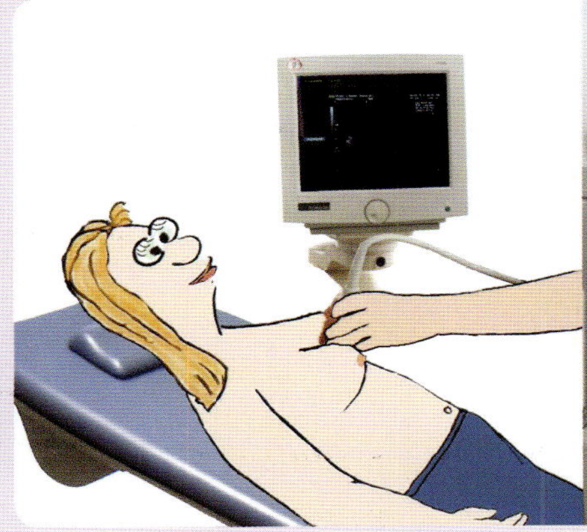

ultrasons mammaires
Ultraschall Brust
اشعة فوق صوتية للصدر

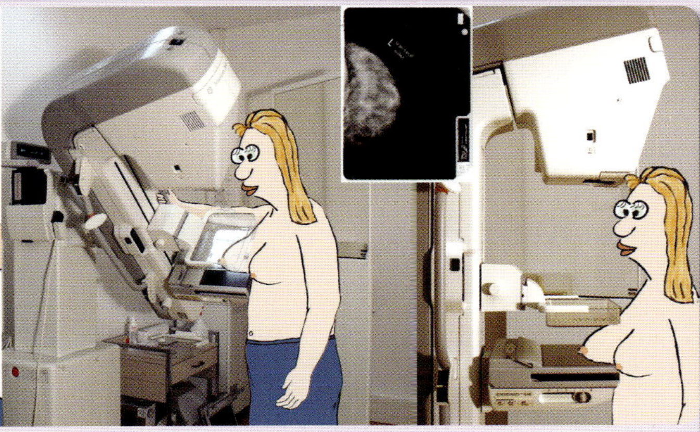

mammographie
Mammographie
تصوير الثدي

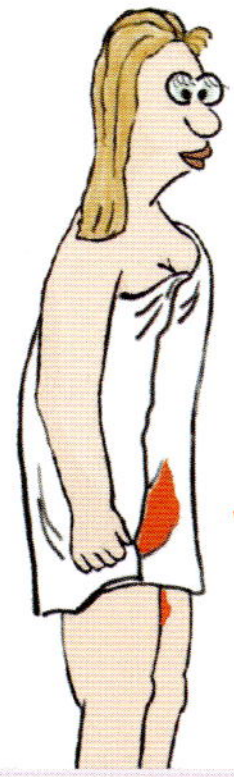

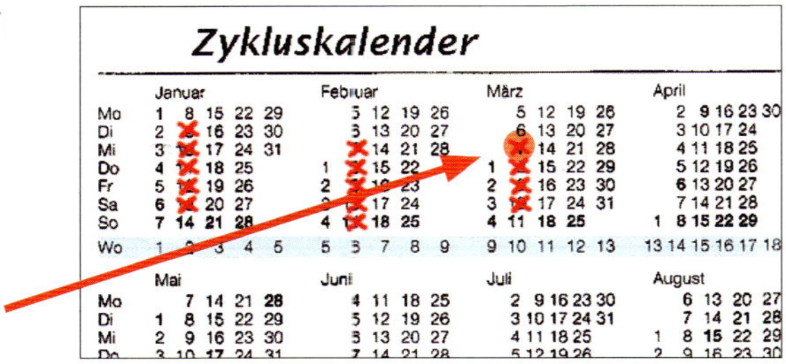

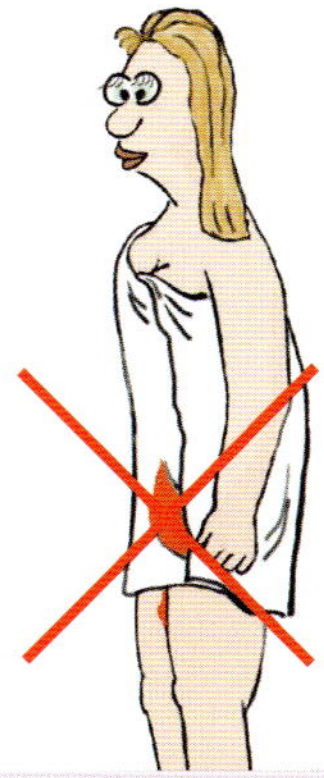

date • Datum: _ _._ _._ _ _ _ _ :تاريخ

dernières règles	duration	cycle menstruel	aménorrhée
letzte Periode	Dauer	Zykluskalender	keine Periode
الدورة الشهرية الاخيرة	المدة	تقويم الدورة الشهرية	لايوجد دورة الشهرية

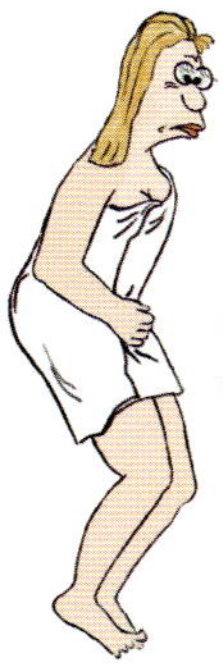

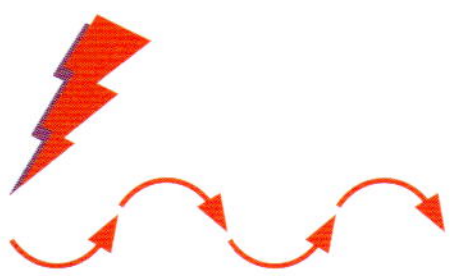

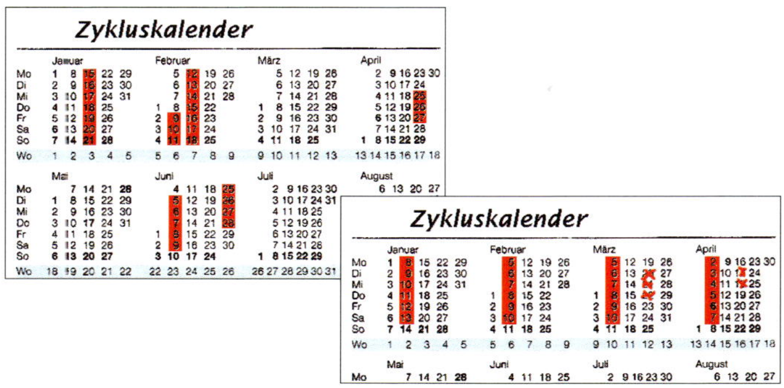

crampes/douleur	saignement irrégulier	tâches
Krämpfe/Schmerz	Blutungen unregelmäßig	Zwischenblutungen
تشنجات/الالم	نزيف غير منتظم	نزيف عابر

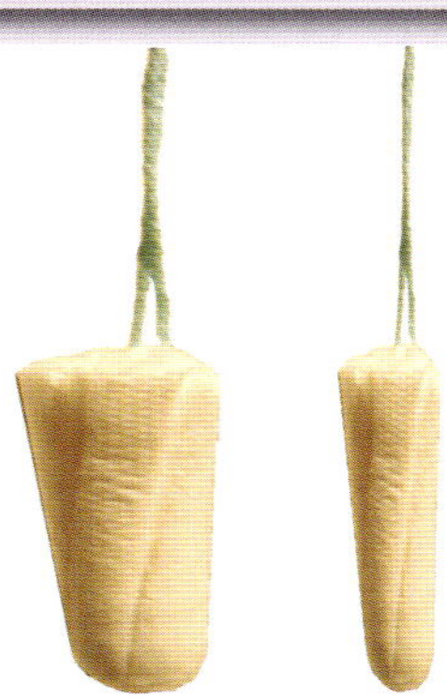

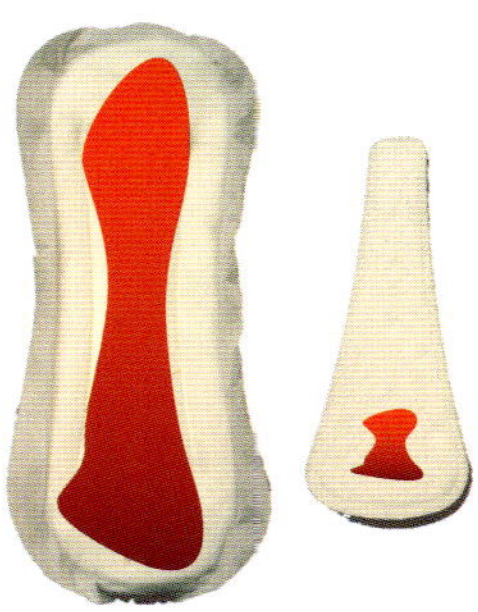

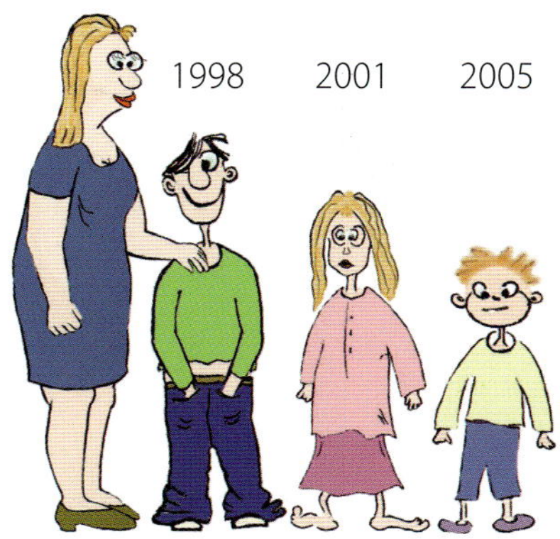

saignement fort/faible	enfants
Blutung schwach/stark	Kinder
نزيف ضعيف/قوي	أطفال

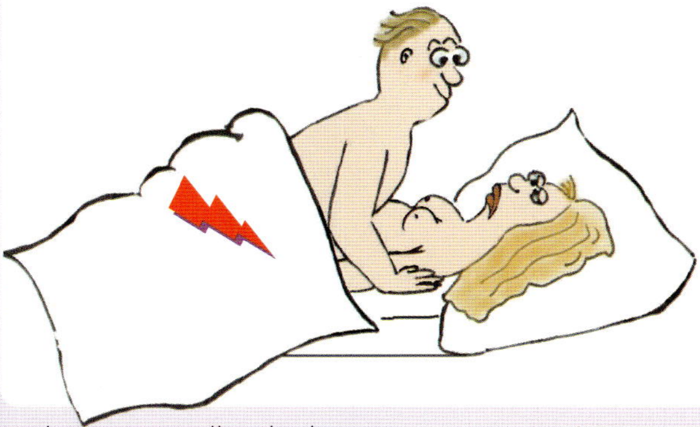

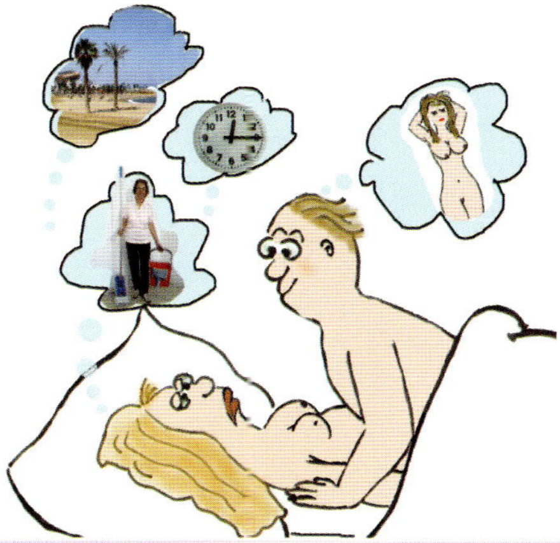

relations sexuelles douloureuses
Schmerzen Geschlechtsverkehr
ألم أثناء الجماع الجنسي

vagin sec
trockene Scheide
مهبل جاف

intêret oui/non
Lust ja/nein
رغبة نعم/لا

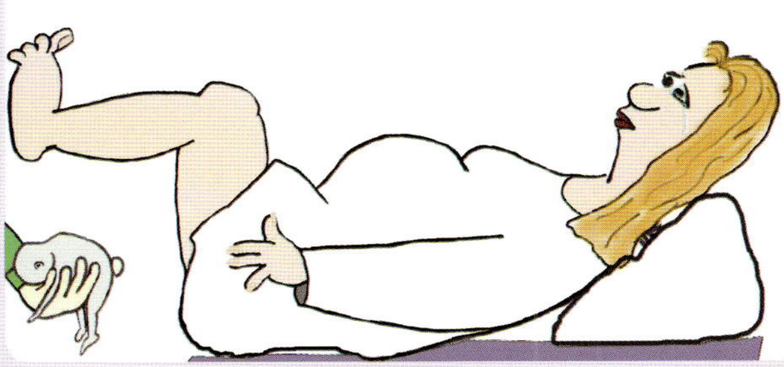

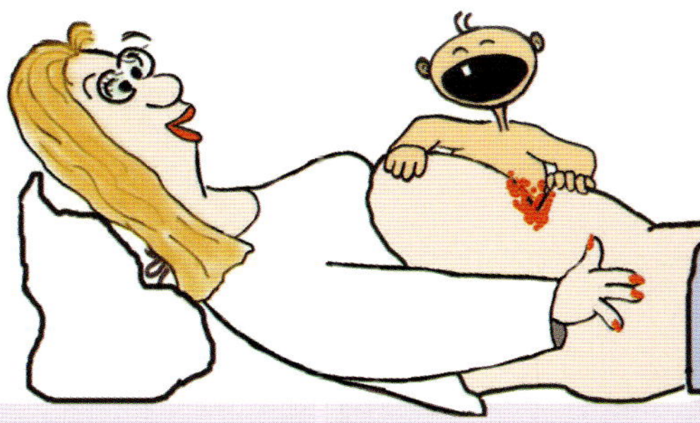

fausse couche spontannée – quel mois?
Fehlgeburt – welcher Monat?
ولادة غير سليمة/ في أي شهر؟

césarienne
Kaiserschnitt
قطع قيصري (عملية قيصرية)

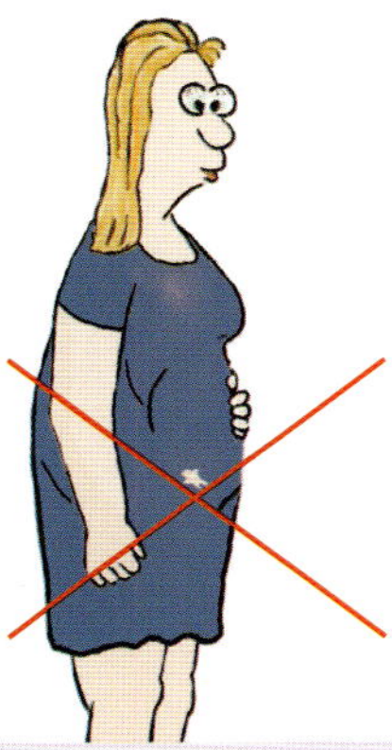

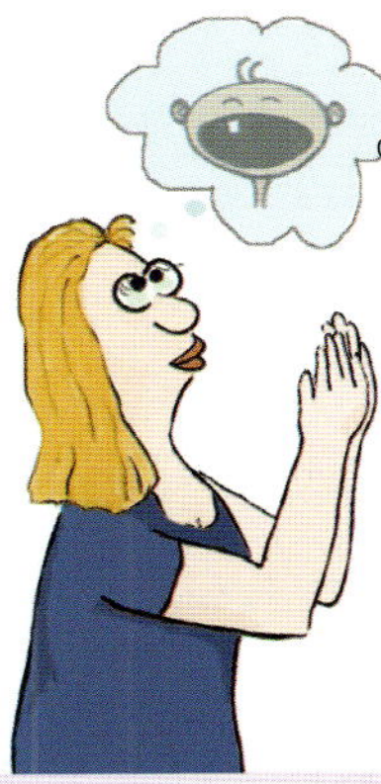

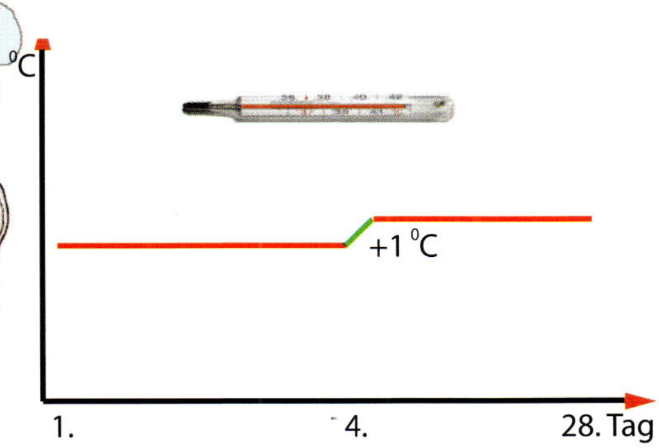

avortement?
Abtreibung?
إجهاض

désir d´avoir des enfants
Kinderwunsch
رغبة في طفل

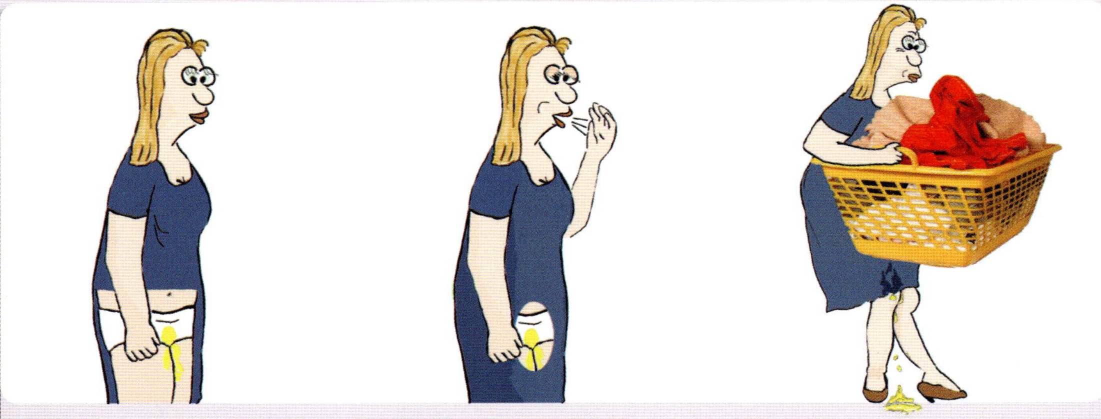

incontinence
Blasenschwäche
ضعف المثانة

quand vous toussez
beim Husten
فقد بول لاشعوري عند العطس

en portant
beim Heben
عند الرفع

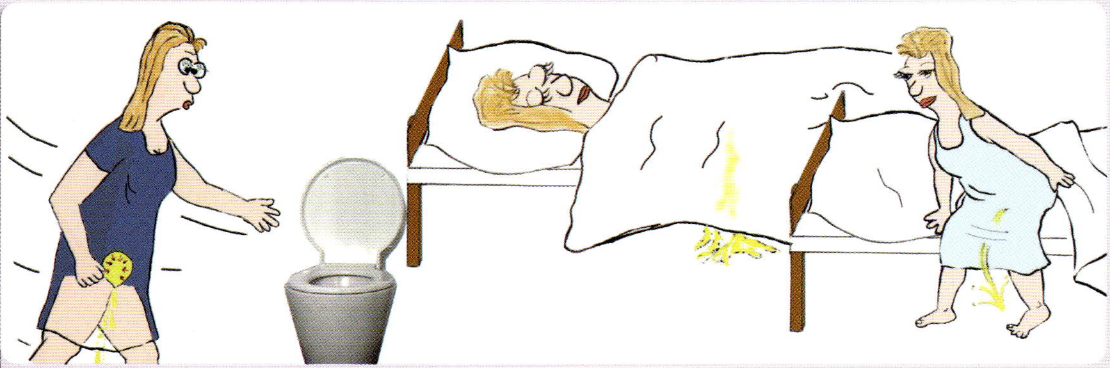

d'urgence
mit Harndrang
مع رغبة بالتبول

incontinence quand vous êtes allongé
Urinverlust im Liegen
فقد بول لاشعوري عند الاستلقاء

en vous reveillant
beim Aufstehen
عند الوقوف

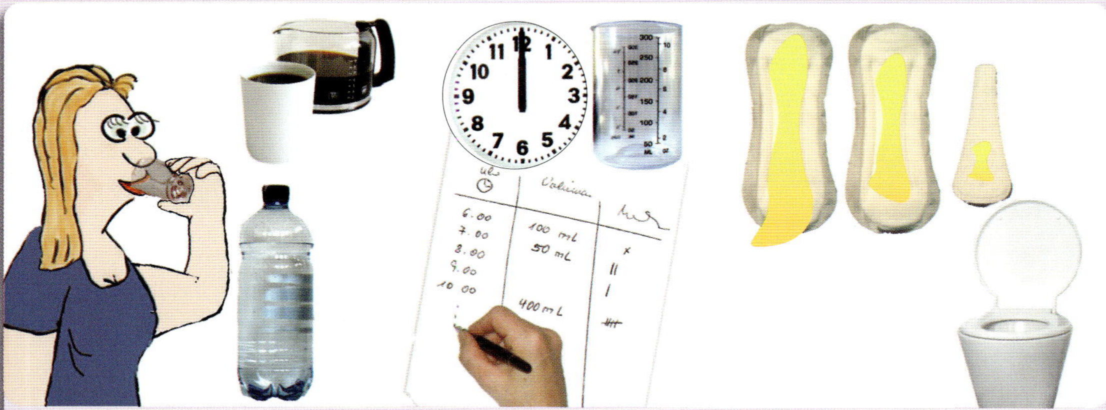

protocole à suivre: buvez, urinez, serviettes hygiénique
Protokoll führen: Trinken, Wasser lassen, Vorlagen
عمل محضر : الشرب، التبول، حفاضة للتبول الإرادي

Combien de serviettes hygiéniques?
Wie viel Vorlagen?
كم حفاضة للتبول اللاإرادي؟

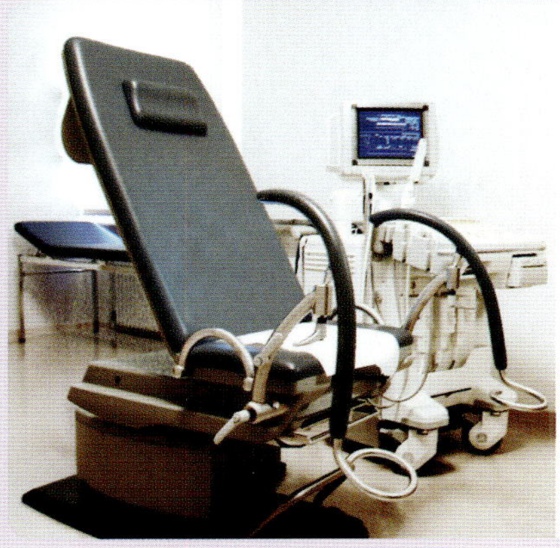

siège d'examen
Untersuchungsstuhl
كرسي فحص

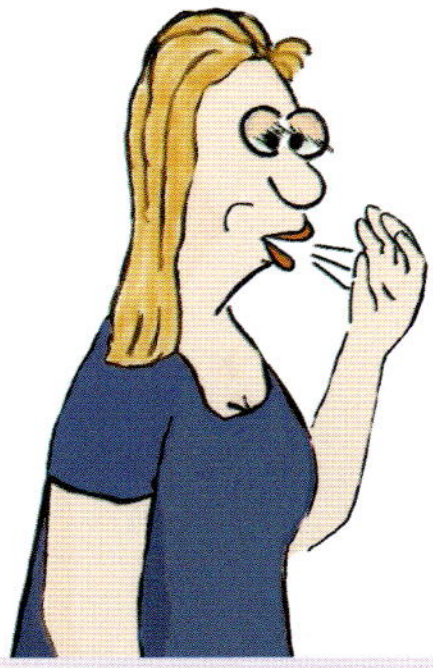

Toussez!
husten!
العطس

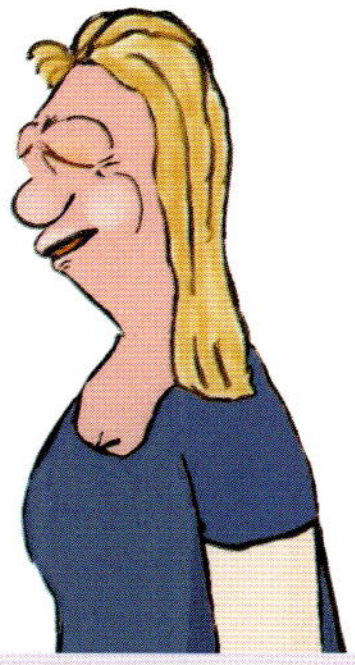

Faites pression!
pressen!
الضغط

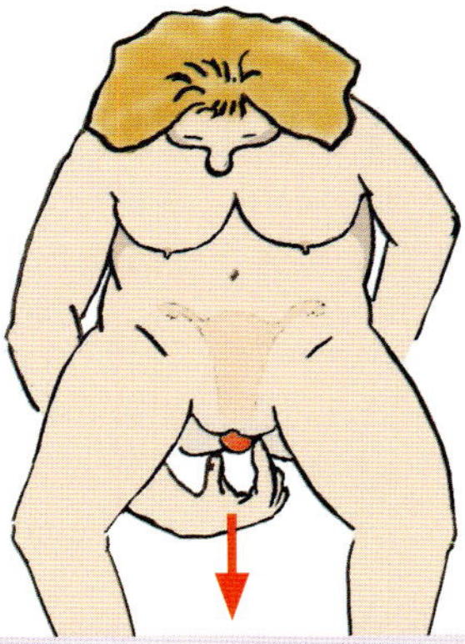

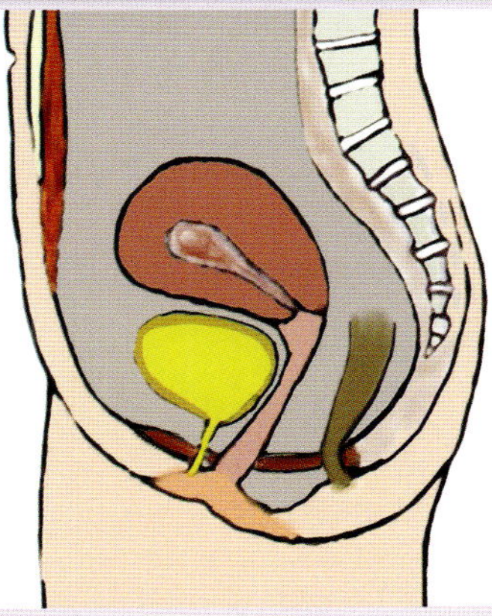

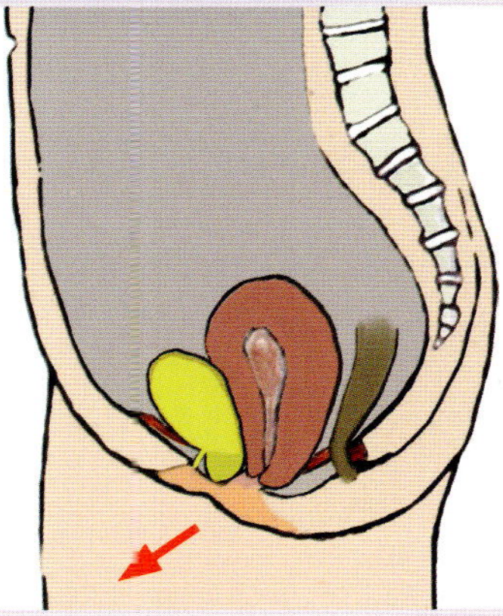

abaissement de l'utérus
Gebärmuttersenkung
نزول الرحم

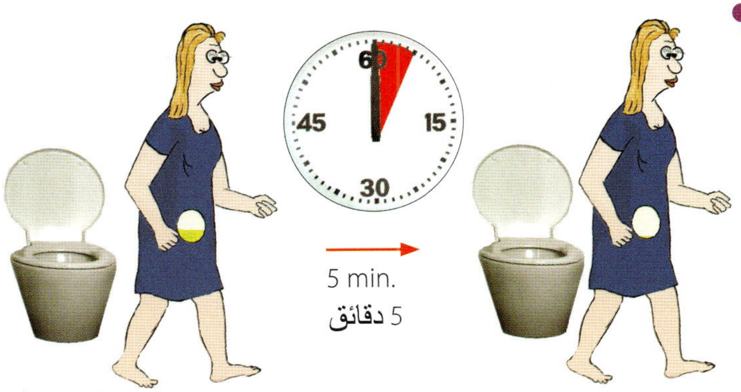

U7
urologue
Urologe
طبيب مسالك بولية

62
traitement
Behandlung
العلاج

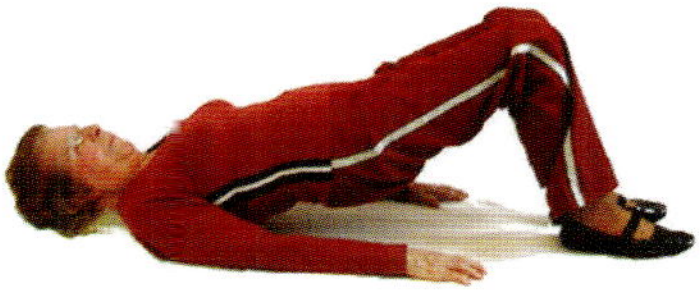

uriner 2 fois à la suite
2 x hintereinander Wasserlassen
تبول لمرتين متتاليتين

gymnastique pélvique par terre
Beckenbodengymnastik
رياضة بدنية للحوض

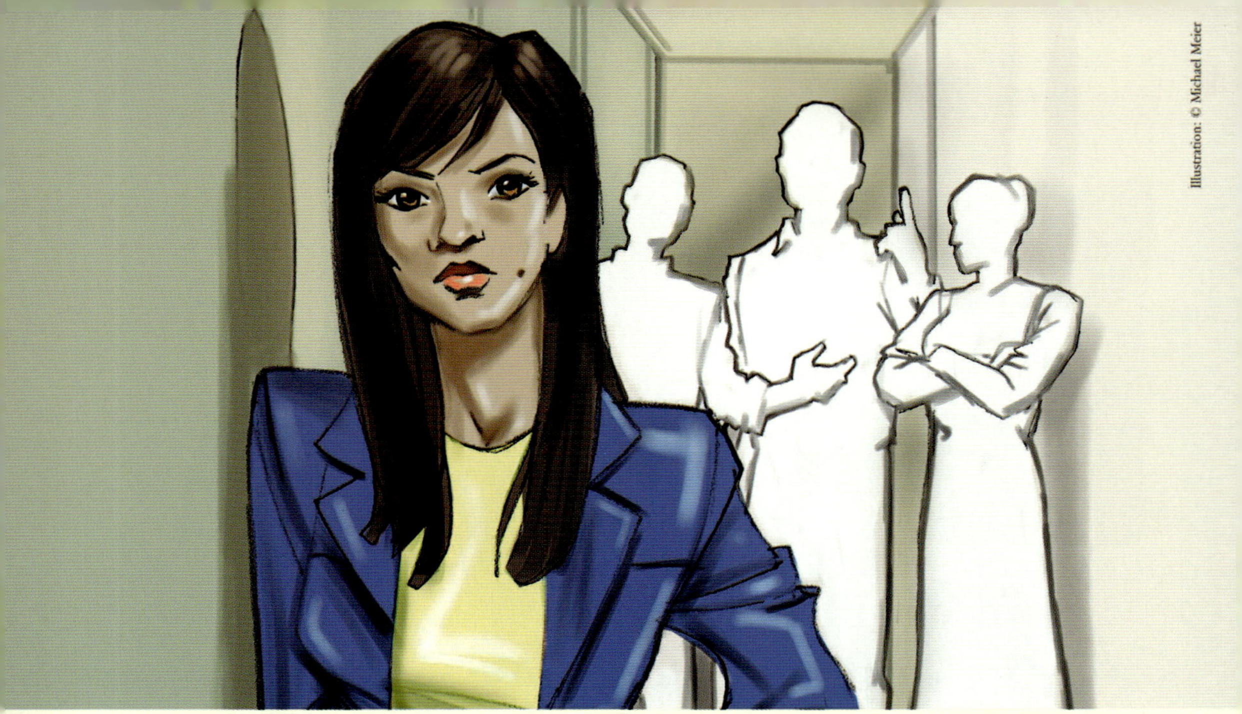

Du entscheidest, wen und wann Du heiratest!

Informationen finden Sie unter: www.zwangsheirat.de und www.integrationsbeauftragter.de

TERRE DES FEMMES – Menschenrechte für die Frau e.V.

Baden-Württemberg
DER INTEGRATIONSBEAUFTRAGTE DER LANDESREGIERUNG

BUS
Bild und Sprache e.V.

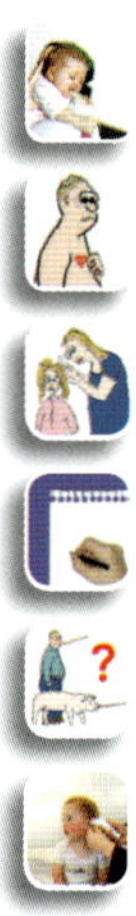

Eine Sprache zu lernen ist viel einfacher in der Wort-Bild-Kombination. Wir unterstützen die Entwicklung von Materialien, mit denen man sich schnell und unkompliziert einfache medizinische Begriffe aneignen oder sich im Notfall auch sprachunabhängig über Bilder beim Arzt oder mit der Schwester verständigen kann.

www.medi-bild.de

Forum für eine kultursensible Altenhilfe

Die Institutionen der Altenhilfe stehen vor der Herausforderung, das Recht alt gewordener MigrantInnen auf Beratung, Betreuung und Pflege sicherzustellen und ihre Angebote kultursensibel auszurichten. Das bedeutet, sich mit den Bedürfnissen Zugewanderter, deren Sprache und Kultur, ihren Ess- und Lebensgewohnheiten und religiösen Bräuchen auseinander zu setzen. Interkulturelle Kompetenzen sind dabei unabdingbar, fachliche Unterstützung ist hierbei hilfreich. Die vielfältigen Angebote des Forums sind eine Bereicherung sowohl für die beteiligten Einrichtungen und Dienste als auch für die zugewanderten SeniorInnen!

Sind Sie interessiert?
Dann machen Sie mit! Oder nehmen Sie Kontakt zu uns auf.

Weitere Informationen unter www.kultursensible-altenhilfe.de

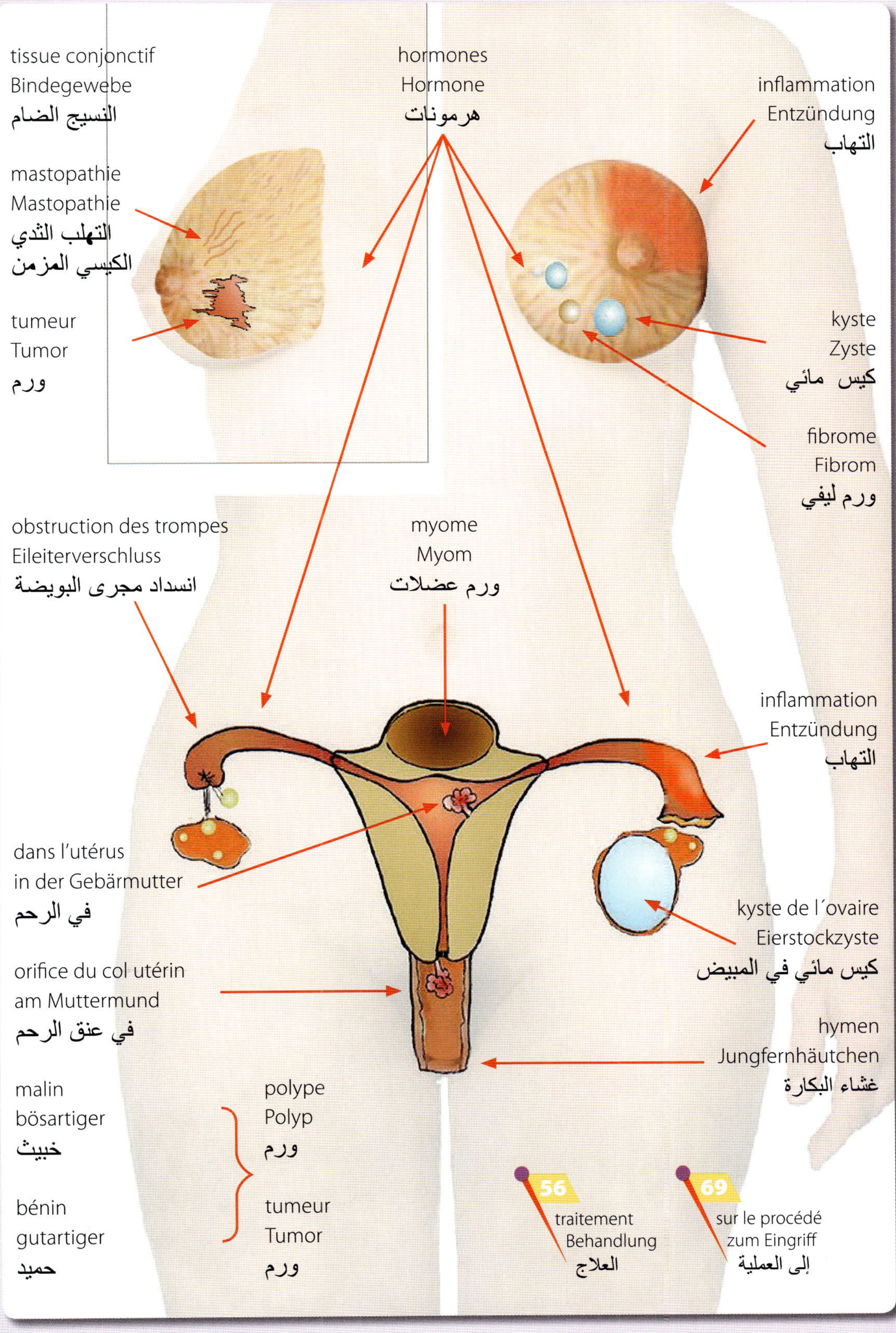

56 traitement
Behandlung
العلاج
69 sur le procédé
zum Eingriff
إلى العملية

Chez le ginécologue | Beim Frauenarzt | عند طبيب النساء و الولادة

Gravidité | Schwangerschaft | الحمل

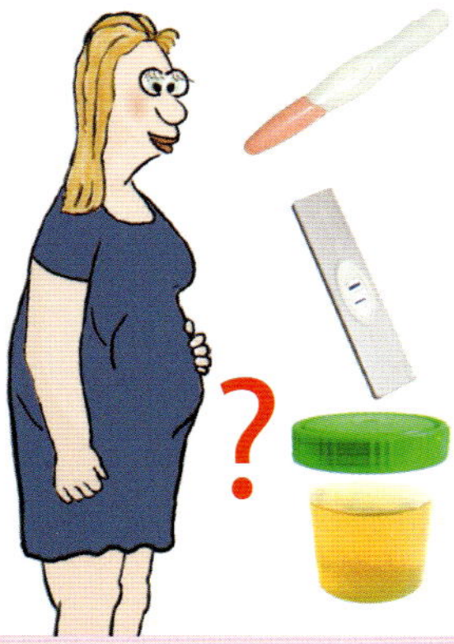

test de grossesse
Schwangerschaftstest
فحص الحمل

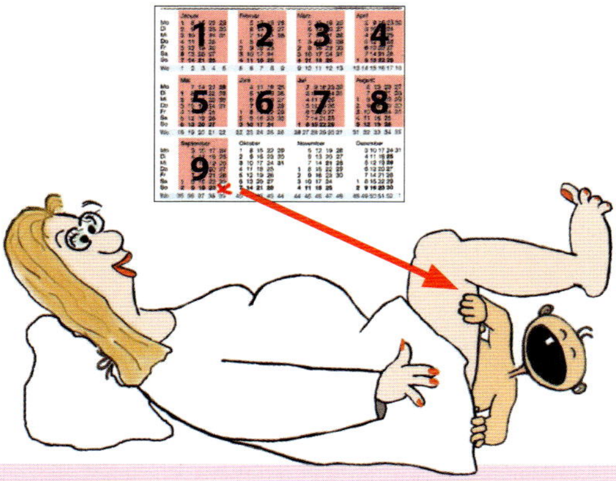

date prévue d´accouchement
Geburtstermin
موعد الولادة

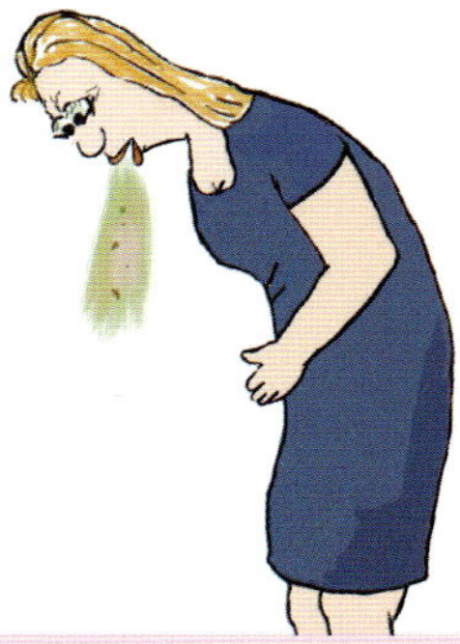

nausée
Übelkeit
غثيان

vomissements
Erbrechen
التقيئ

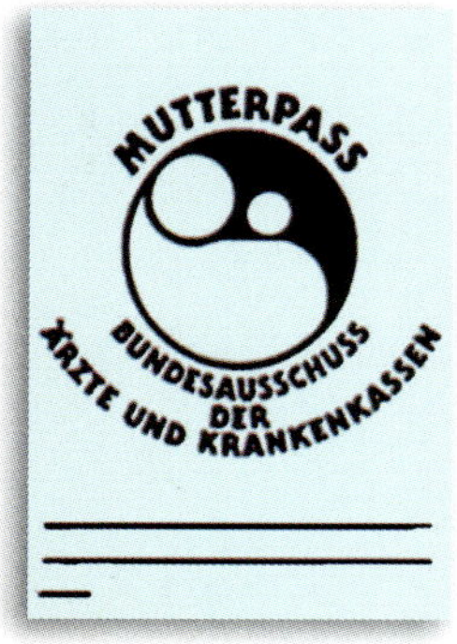

Carnet de maternité
Mutterpass
بطاقة الامومة

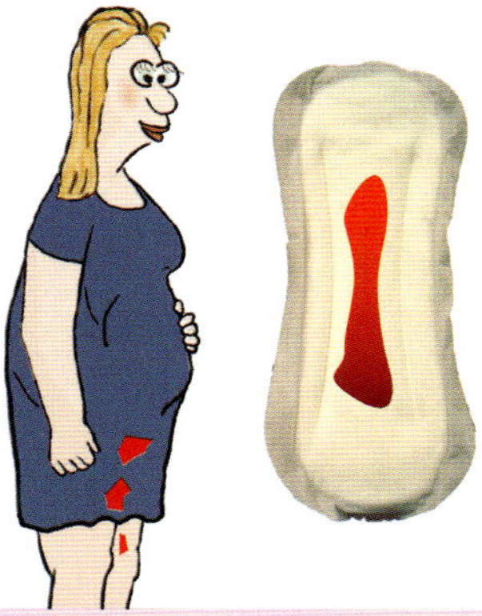

tâches
Blutabgang
خروج الدم

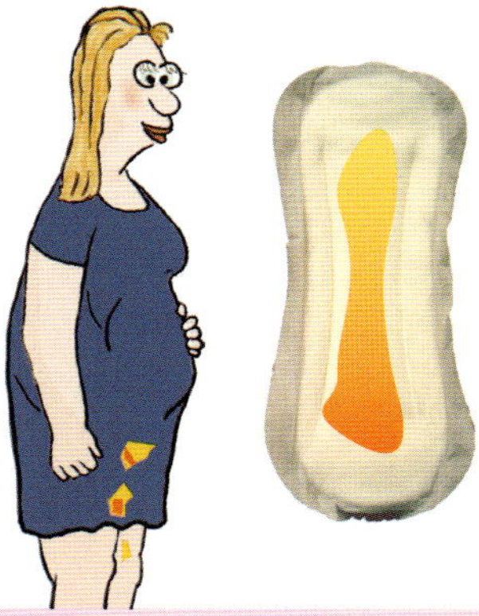

sécrétions/pertes
Sekret-/Flüssigkeitsabgang
خروج الافرازات/السوائل

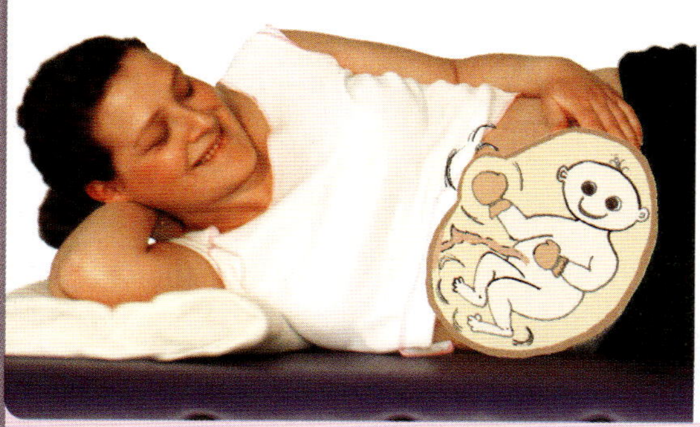

mouvement du bébé
Kindsbewegungen
حركات الطفل

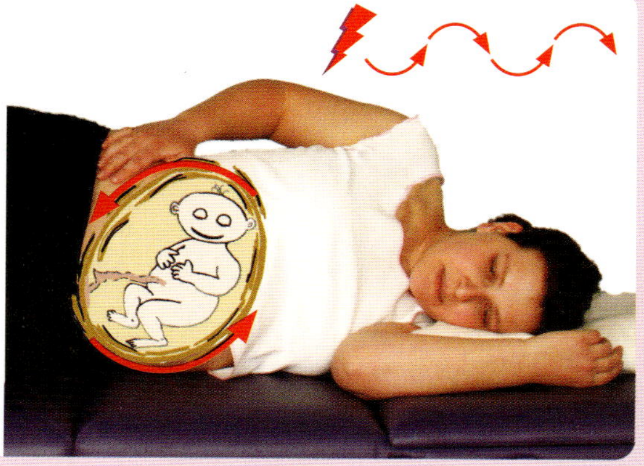

contractions utérines/douleur de l´accouchement
Zusammenziehen der Gebärmutter/Wehen
انقباض الرحم/توجعات الطلق

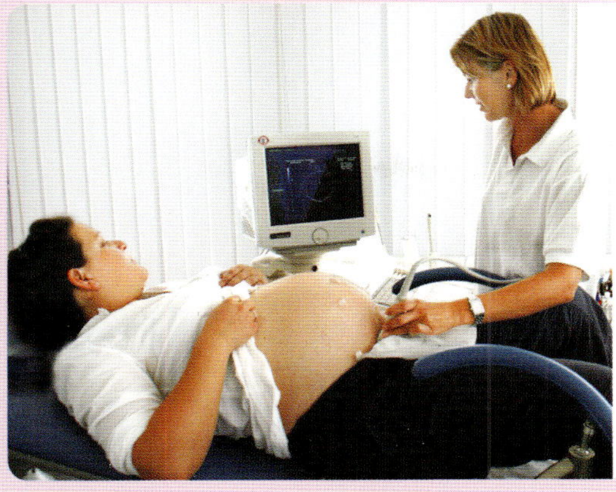

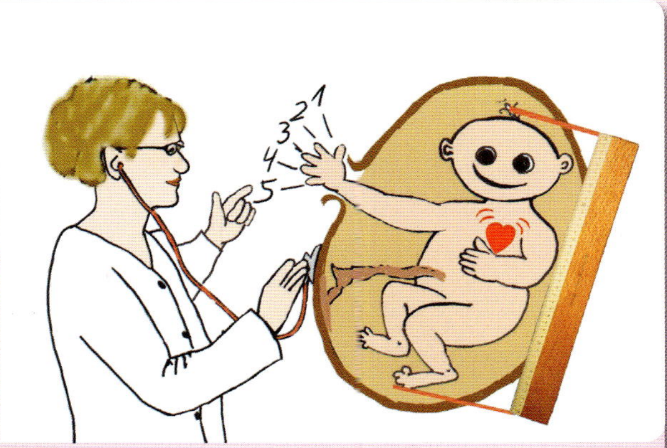

ultrasons
Ultraschall
اشعة فوق صوتية

contrôle de croissance
Kontrolle Wachstum
مراقبة النمو

exclusion des possibles malformations
Ausschluss von Missbildungen
استثناء التشوه

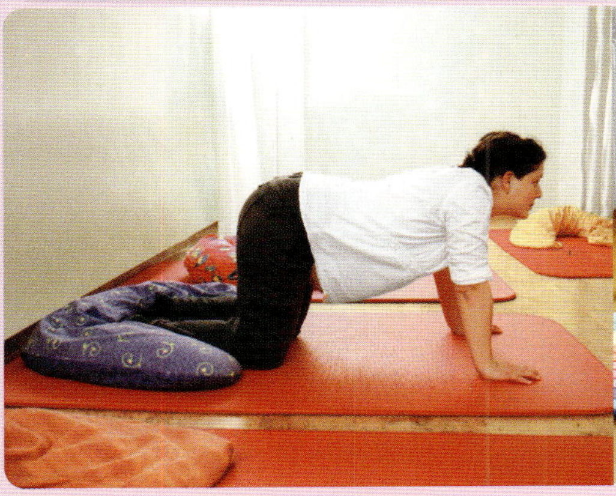

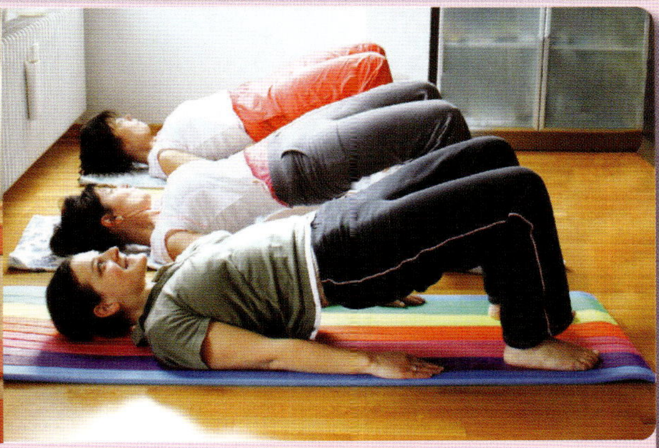

exercices durant la grossesse
Schwangerschaftsgymnastik
رياضة بدنية للحامل

exercices post-accouchement
Rückbildungsgymnastik
معاودة الرياضة البدنية

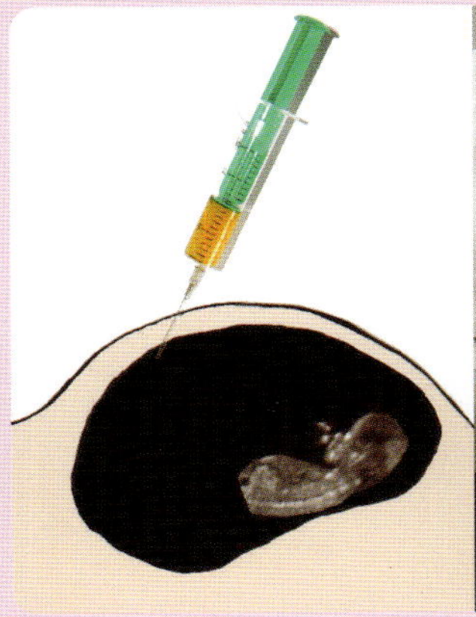

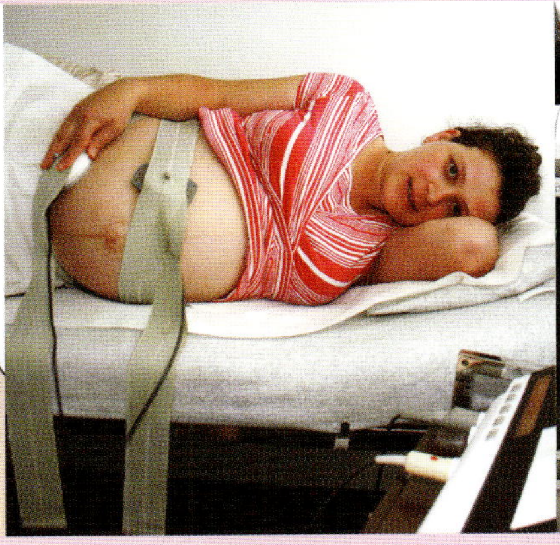

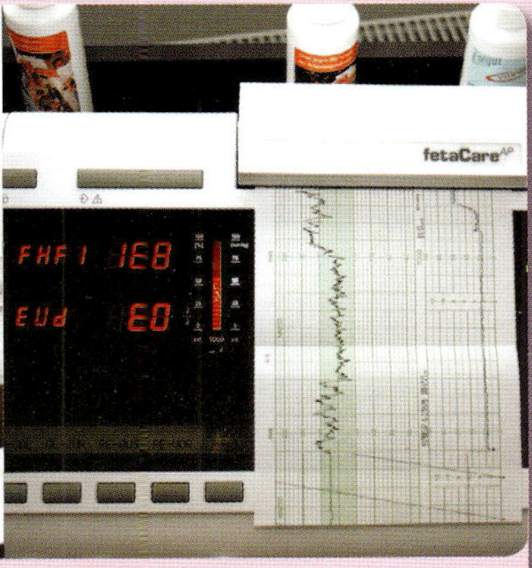

amniocentèse
Fruchtwasseruntersuchung
فحص لماء الجنين(السائل الامنيوسي)

CTG contrôle
CTG Kontrolle
تخطيط قلب الجنين

rythme cardique/douleur
Herztöne/Wehen de l´accouchement
نبضات القب/آلام الولادة

Chez l´orthopédiste | Beim Orthopäden | عند طبيب العظام

Plaintes/examen | Beschwerden/Untersuchung | الالام/الفحص

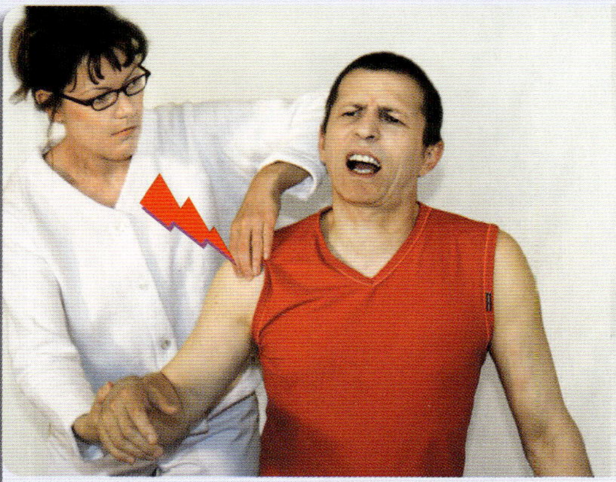

douleur de pression
Druckschmerz
ألم عند الضغط

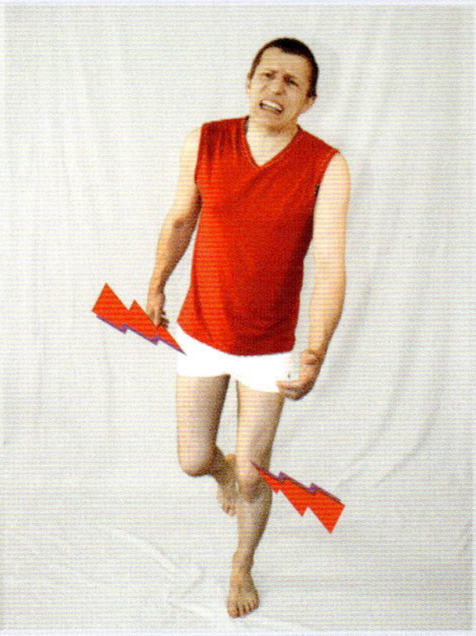

mouvement douloureux
Bewegungsschmerz
ألم عند الحركة

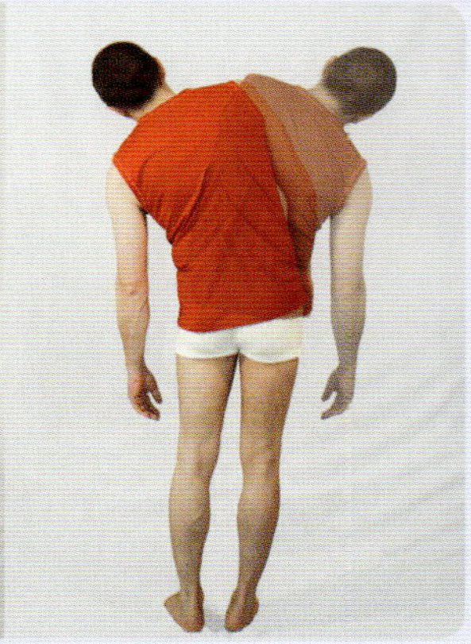

à gauche/droite
nach links/rechts
لليمين/ لليسار

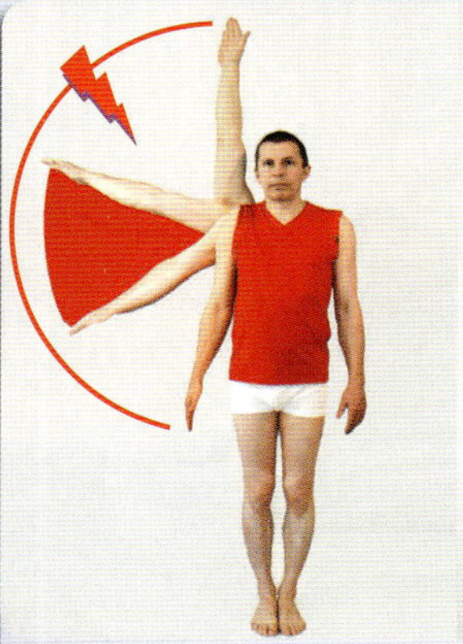

douleur d´où, jusqu´où?
Schmerz ab – bis wann?
الألم من متي - إلى متي

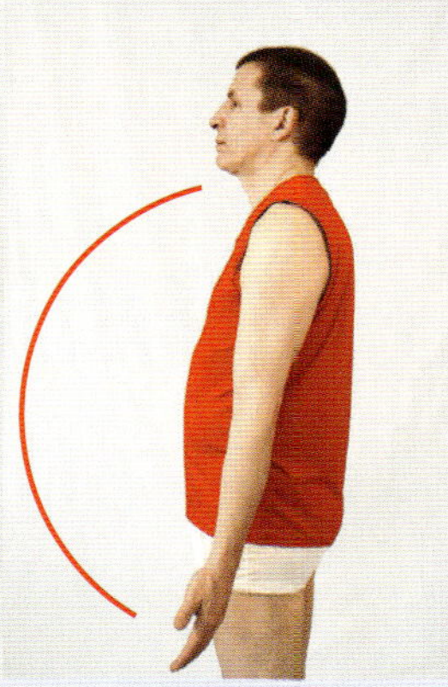

étirez
strecken
انبساط

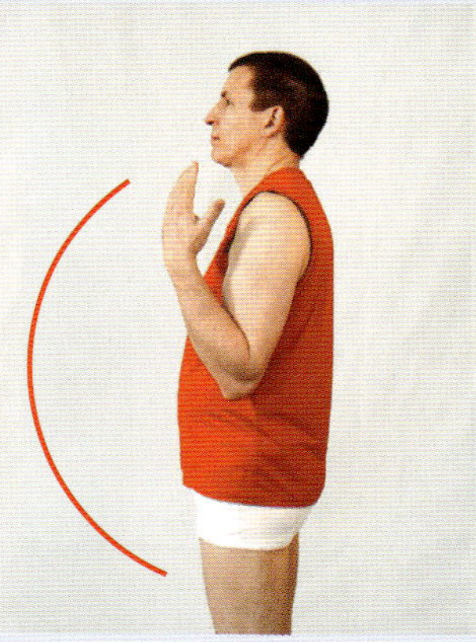

fléchissez
beugen
انقباض

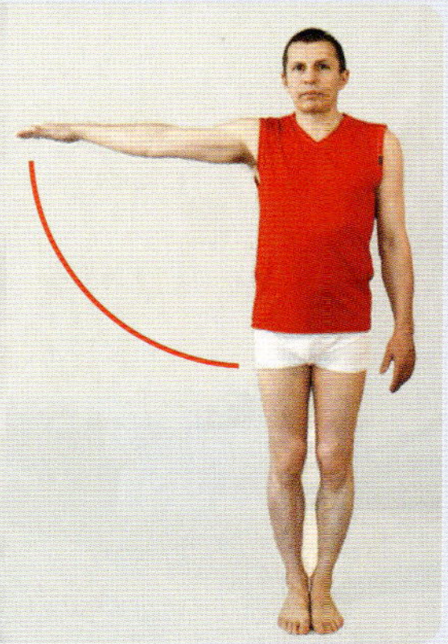

vers le côté/vers le corps
seitwärts/zum Körper
بإتجاه الجسم/الاتجاه المعاكس للجسم

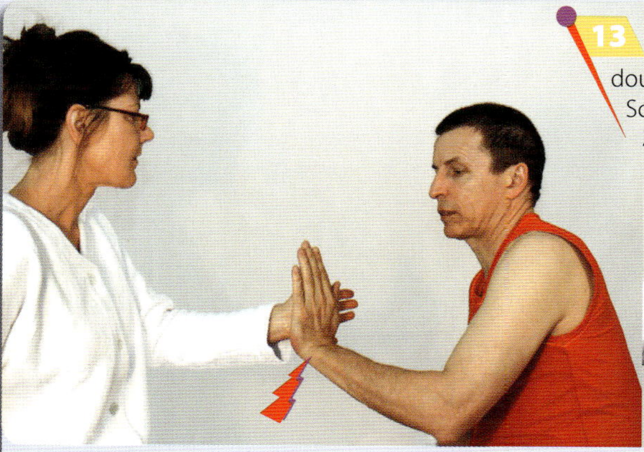

pressez fort contre ceci
fest dagegen drücken
الضغط بشدة في الاتجاه المضاد

13
douleur/nerfs
Schmerzen/Nerven
ألام/ عصبية

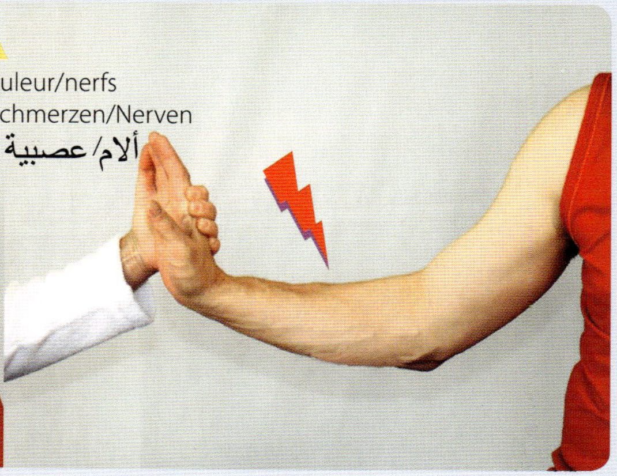

poussez votre main vers l´arrière
Hand zurückziehen
اسحب اليد

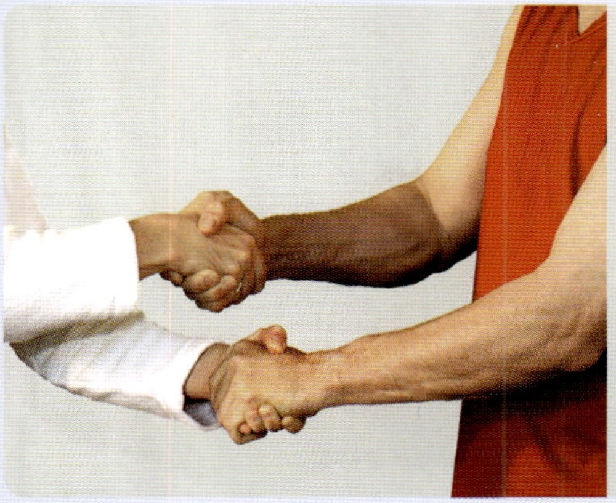

serrez fort
fest drücken
اضغط

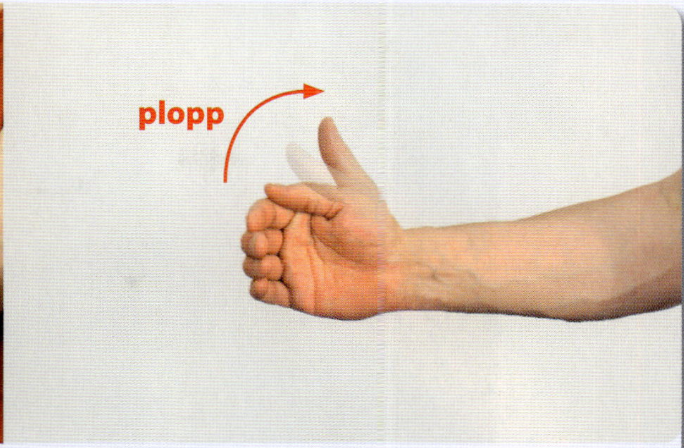

doigt à ressaut
schnellender Finger
تحريك الأصابع بسرعة

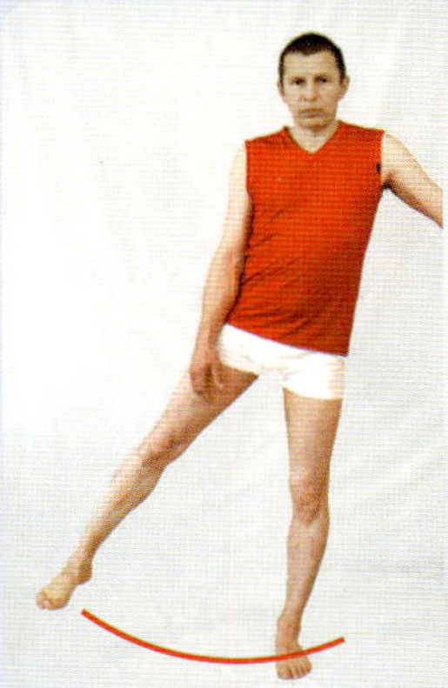

vers le côté
zur Seite
للجانب

vers l´intérieur
nach innen
للداخل

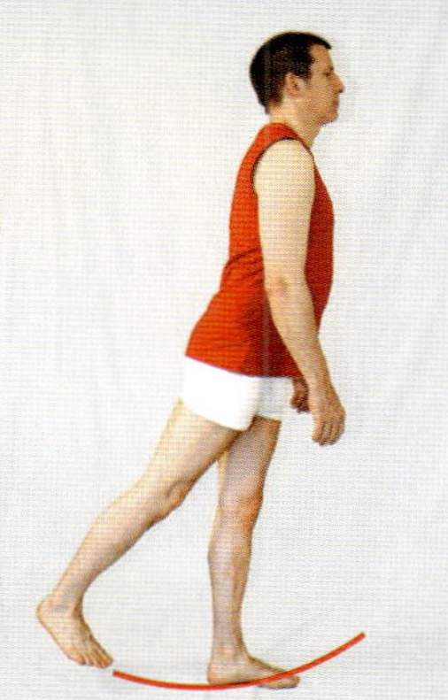

en arrière
hinten
للخلف

en avant
vorne
للامام

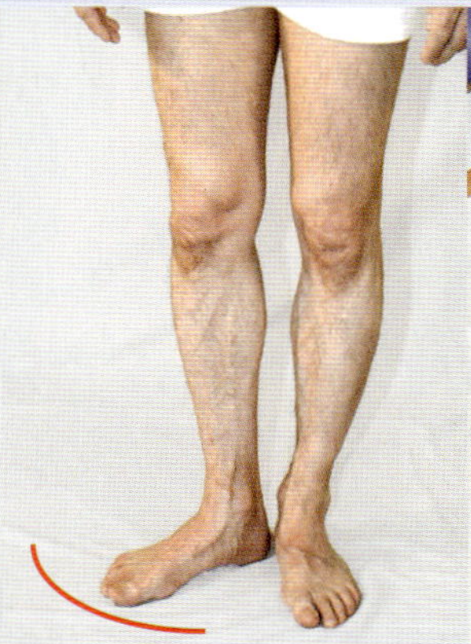

tournez la jambe
Bein drehen
أدر الرجل

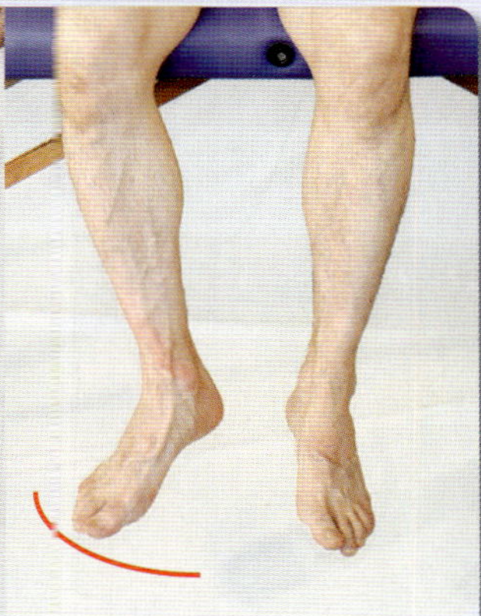

tournez le pied
Fuß drehen
أدر القدم

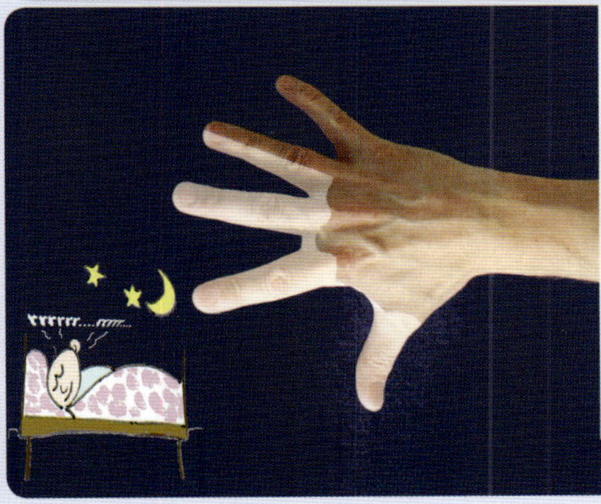

doigts endormis
Finger schlafen ein
أصابع اليد مخدرة

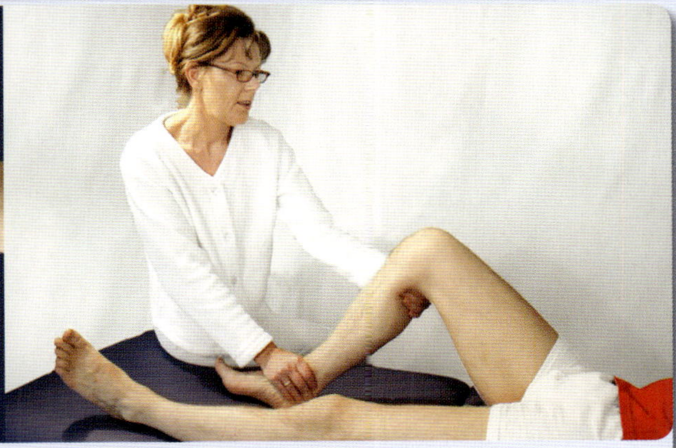

pliez – ne faisez rien d´autre
anwinkeln – sonst nichts machen
إثني ركبتك,ولا تعمل شيء دون ذلك

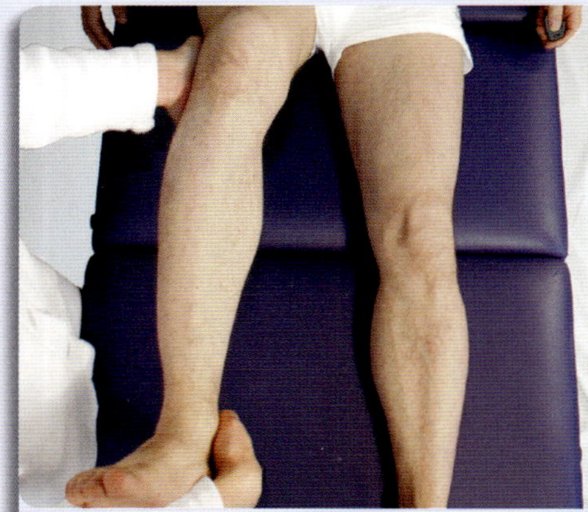

détendez-vous
locker lassen
ارتخي

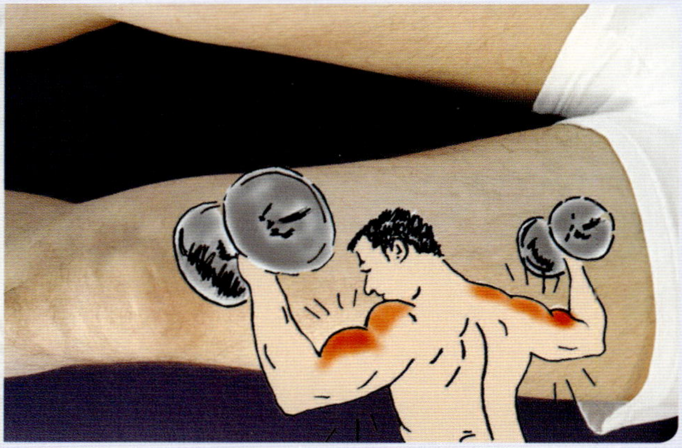

contractez les mucles de la cuisse
Oberschenkelmuskulatur anspannen
شد عضلات الفخذ

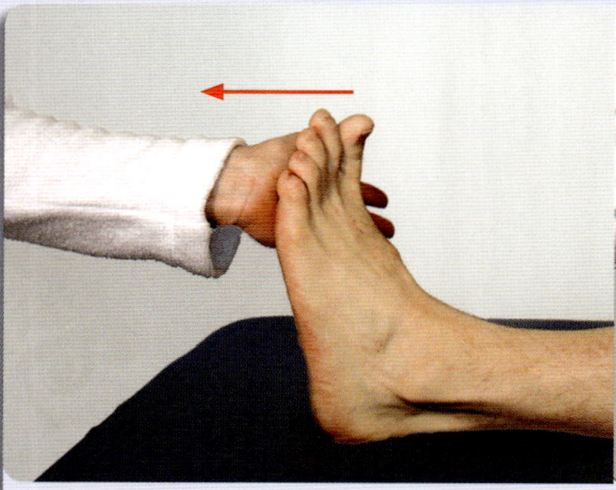

faites pression
drücken
اضغط

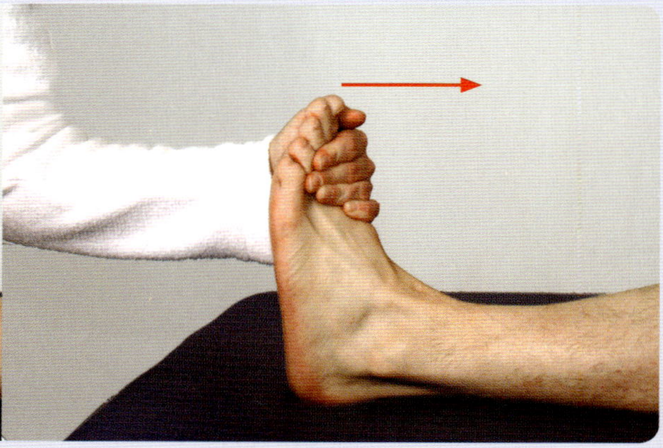

tirez le pied vers vous
Fuß anziehen
شد القدم

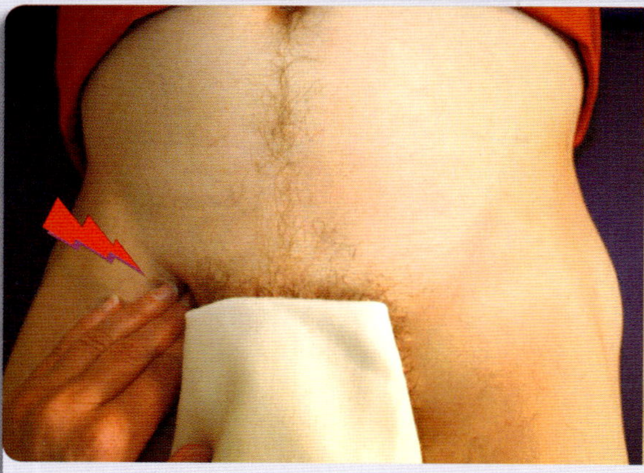

pression douloureuse à l´aine
Leistendruckschmerz
ألم في الفخذ عند الضغط

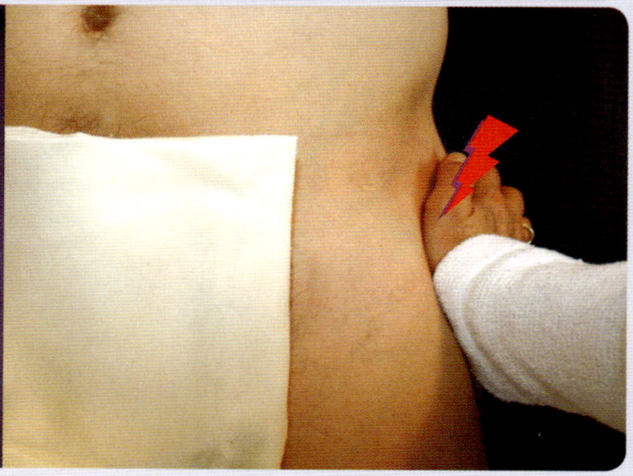

douleur frappante
Klopfschmerz
الم أثناء الطرق باليدين

posture défectueuse
Haltungsschwäche
ضعف في الوقوف

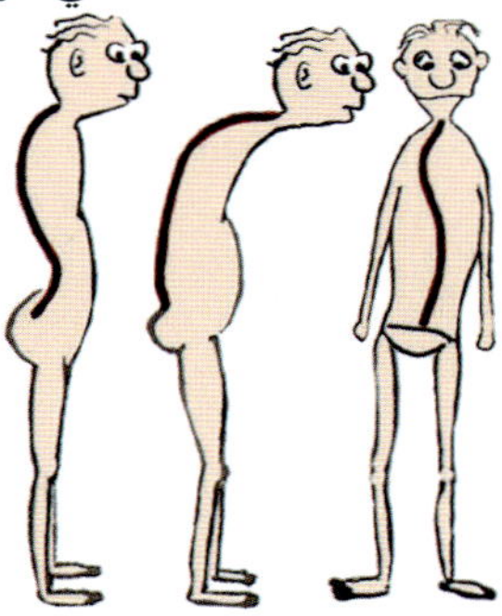

colonne vertébrale tordue
Wirbelsäulenverkrümmung
انحناء العمود الفقري

os – Knochen – عظام
cartilage – Knorpel – غضروف
muscle – Muskel – عضل
ligaments – Bänder – أربطة
tendons – Sehnen – أوتار
nerfs – Nerven – أعصاب

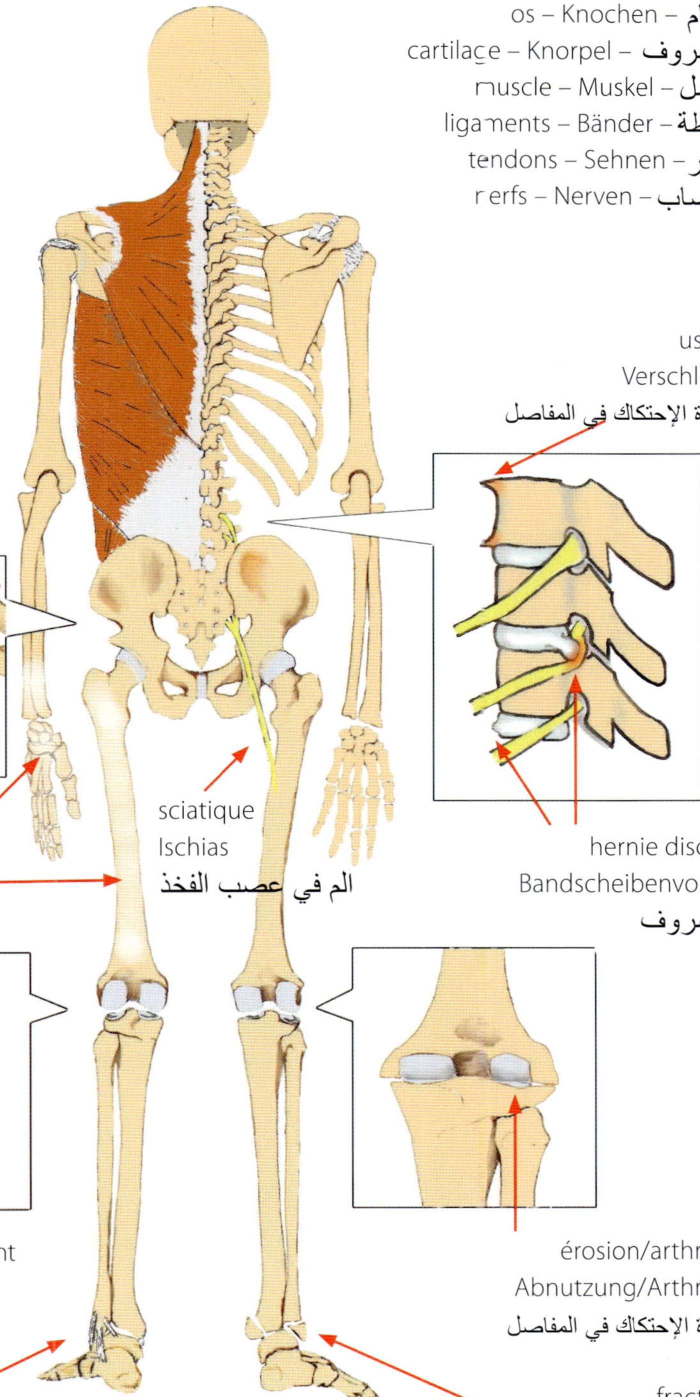

usure
Verschleiss
زيادة الإحتكاك في المفاصل

articulation
artificielle
künstliches
Gelenk
مفصل صناعي

ostéoporose – décalcification
Osteoporose – Entkalkung
هشاشة عظام

hernie discale
Bandscheibenvorfall
غضروف

rupture du menisque/~ ligament
Meniskusriss/Bänderriss
تمزق في روابط العضلات

érosion/arthrose
Abnutzung/Arthrose
زيادة الإحتكاك في المفاصل

déchirure du ligament
Bänderzerrung
التواء الاربطة

fracture
Knochenbruch
كسر في العظام

51 aux rayons X
beim Röntgen
عند صورة الأشعة

60 traitement
Behandlung
العلاج

69 sur le procédé
zum Eingriff
إلى العملية

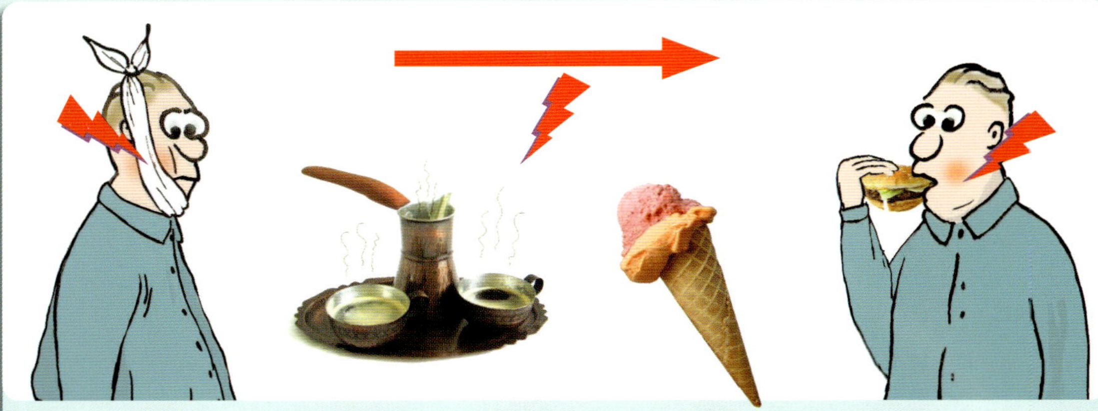

mal de dents	quand c' est chaud	permanent	quand c'est froid	en mangeant
Zahnschmerzen	bei heiß	dauernd	bei kalt	beim Essen
ألم أسنان	في حالة السخونة	متواصل	في حالة البرودة	عند الاكل

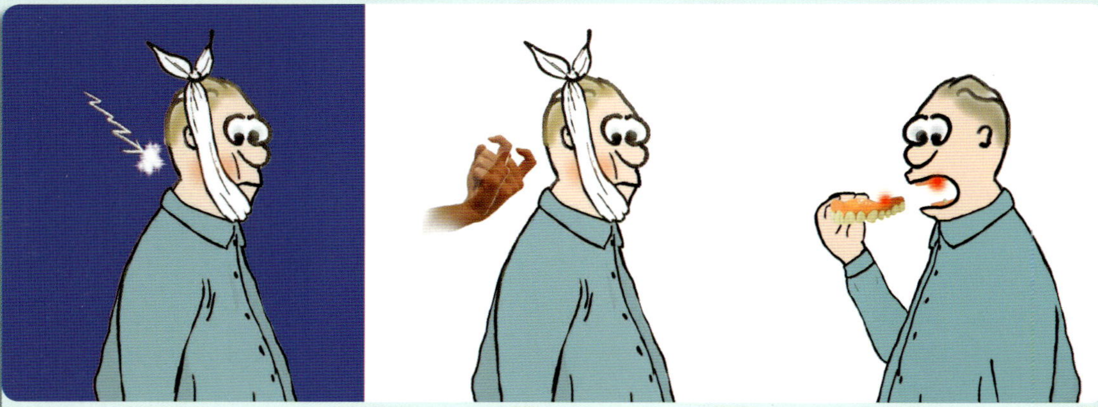

comme un éclair	lancinant	dentiers douloureux
blitzartig	pochend	die Prothese drückt
الم سريع	خبط	طقم الأسنان يؤلم

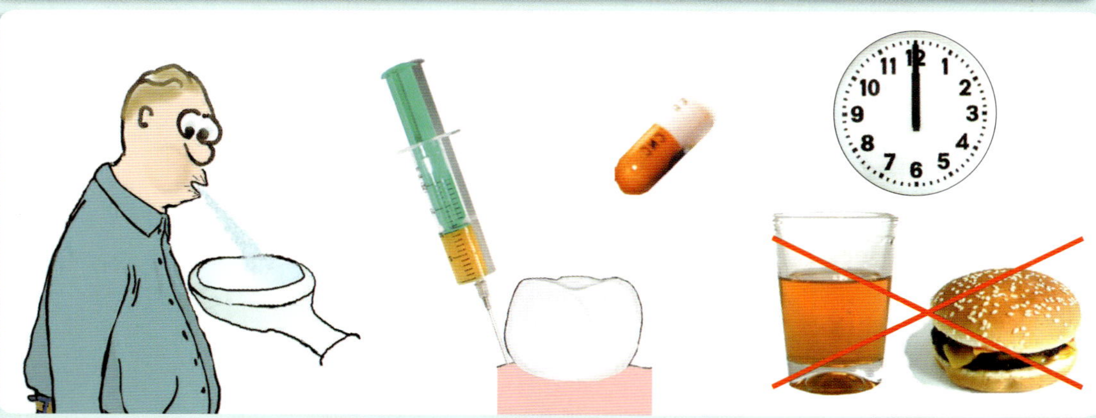

rincez-vous bien	injection	analgésique	antibiotique	ne buvez /mangez pas
gut ausspülen	Spritze	Schmerzmittel	Antibiotikum	nichts trinken/~ essen
غسل بشكل جيد	ابرة	مسكن للألم	مضاد حيوي	عدم الشرب عدم الأكل

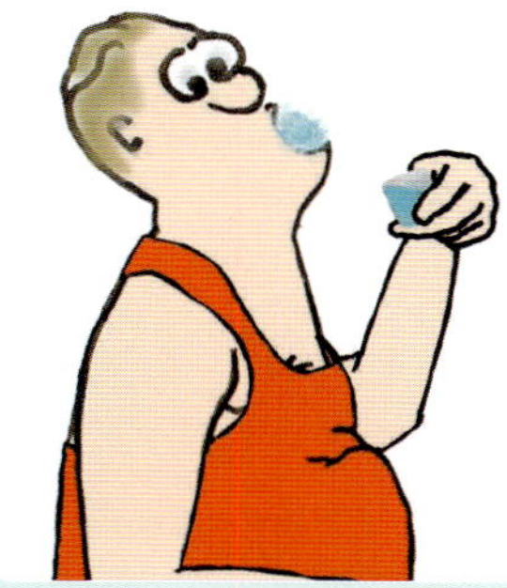

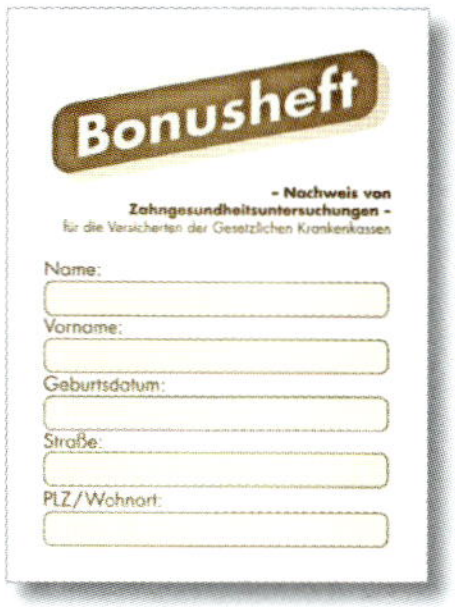
Bonusheft
- Nachweis von Zahngesundheitsuntersuchungen -
für die Versicherten der Gesetzlichen Krankenkassen
Name:
Vorname:
Geburtsdatum:
Straße:
PLZ/Wohnort:

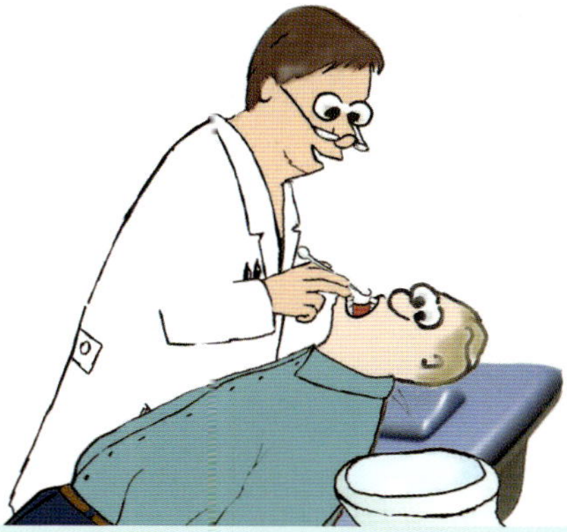

gargouiller	certificat d'examen dentaire	contrôle dentaire 1-2 x par an/nettoyage professionelle
gurgeln	Bonusheft	Kontrolle 1-2 x pro Jahr/professionelle Zahnreinigung
مضمضة	شهادة فحص طبيب الاسنان	تنظيف الأسنان وزيارة الطبيب مرتين في العام

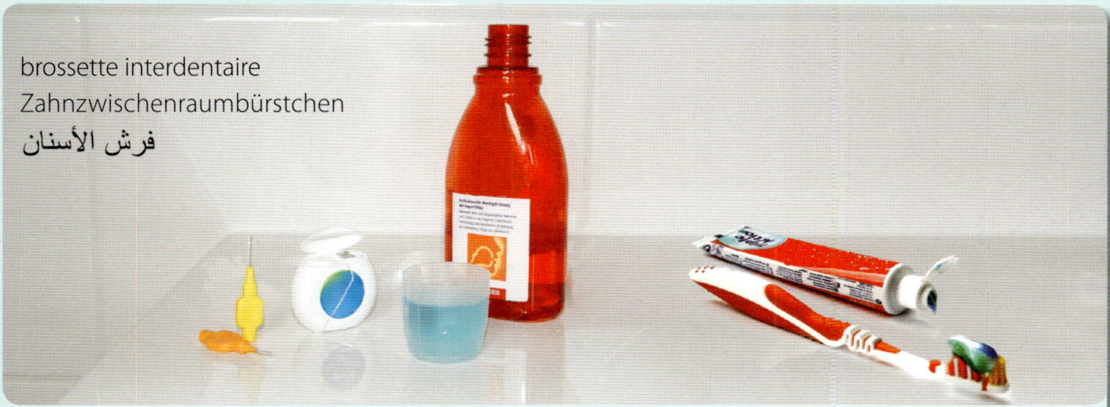

brossette interdentaire
Zahnzwischenraumbürstchen
فرش الأسنان

soins des dents:	fil dentaire	solutions antiseptique pour la bouche	brosse à dents	dentifrice
Zahnpflege:	Zahnseide	Mundspülung	Zahnbürste	Zahnpasta
العناية بالأسنان	خيط الأسنان	غسل الفم	فرشاة أسنان	معجون أسنان

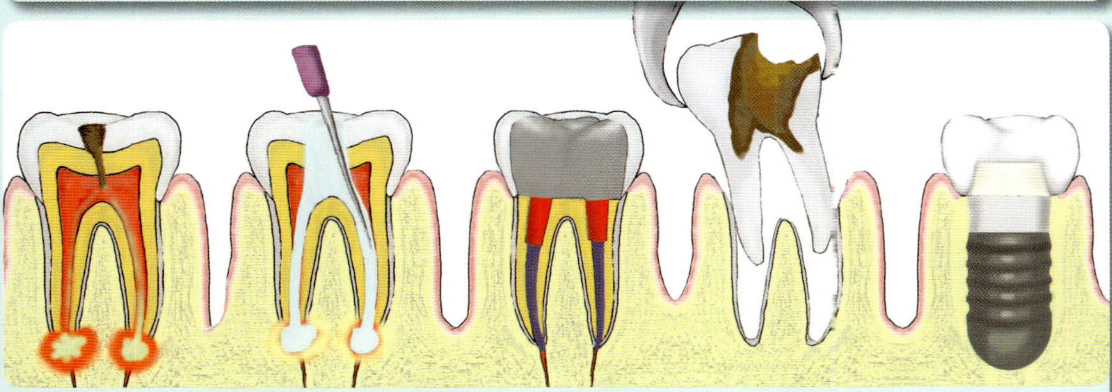

inflammation	traitement pour le canal dentaire	avec un pivot	extraction	implant
Entzündung	Wurzelbehandlung	mit Wurzelstift	Zahn ziehen	Implantat
التهاب	علاج جذر السن	بوتد/ببرغي	حلع السن	زرعة للسن

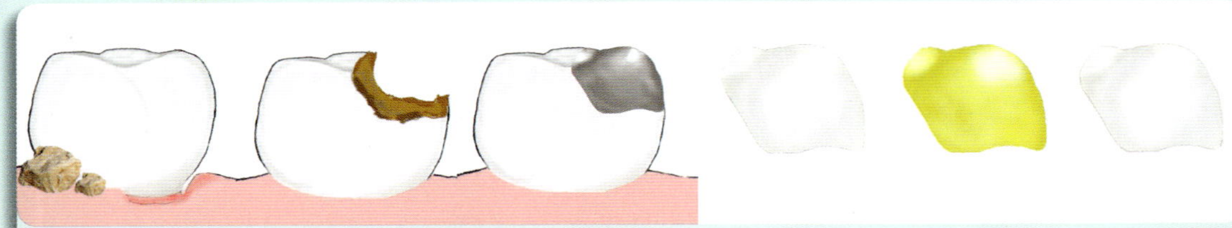

tartre/ parodontose
Zahnstein/ Parodontose
رواسب في السن / التهاب قاعدة السن

carie
Karies
تسوس

plombage:
Füllung:
حشوة سن

amalgame
Amalgam
املغم

plastique
Kunststoff
بلاستيك

plombage d´or
Inlay Gold
ذهب

porcelaine
Keramik
كراميك

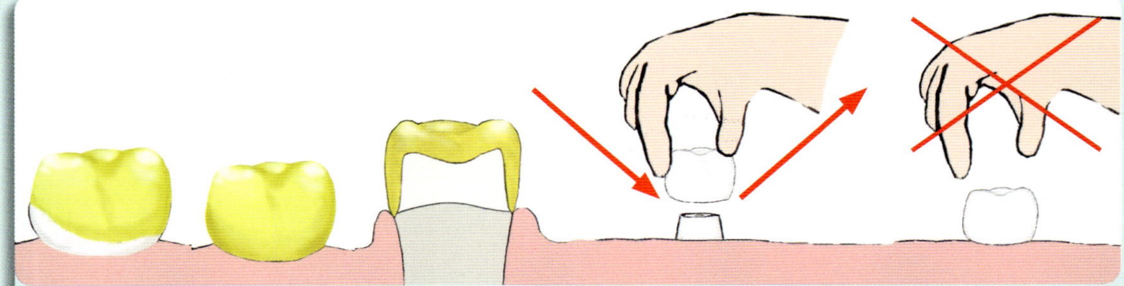

couronne partielle
Teilkrone
تلبيسة جزئية

couronne
Krone
تلبيسة

temporaire
provisorische
شئ مؤقت

couronne définitive
endgültige Krone
كرون دائم

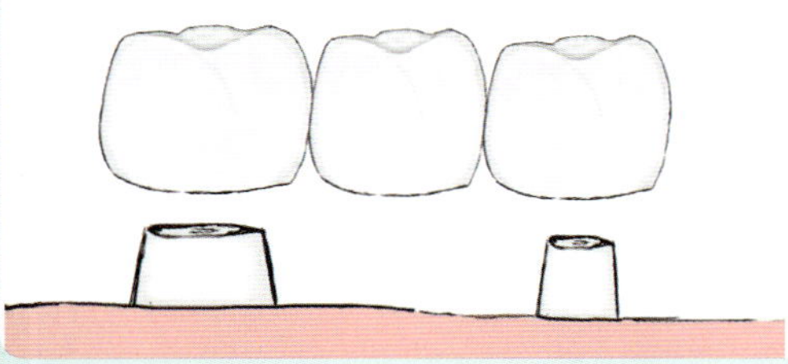

bridge/pont
Brücke
جسر لتعديل الاسنان

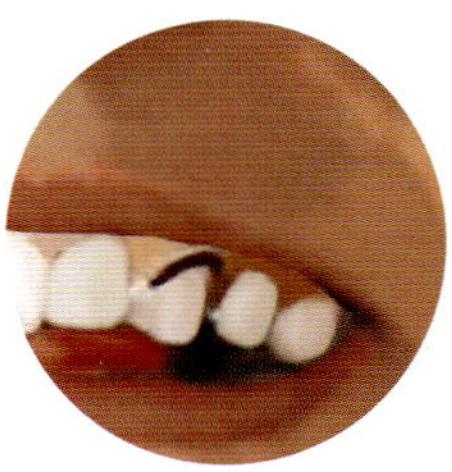

prothèse à crochets
Klammerprothese
طقم أسنان مدعم بمشبك

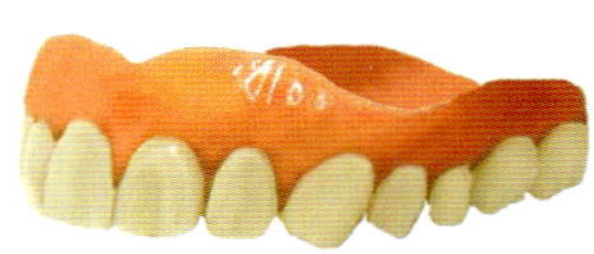

dentier complet
Vollprothese
طقم أسنان كلي

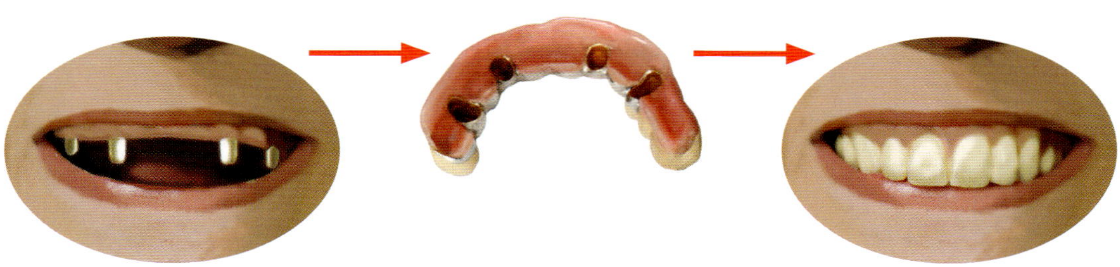

dentier télescope
Teleskopprothese
طقم اسنان جزئي

Examen — Untersuchung — الفحص

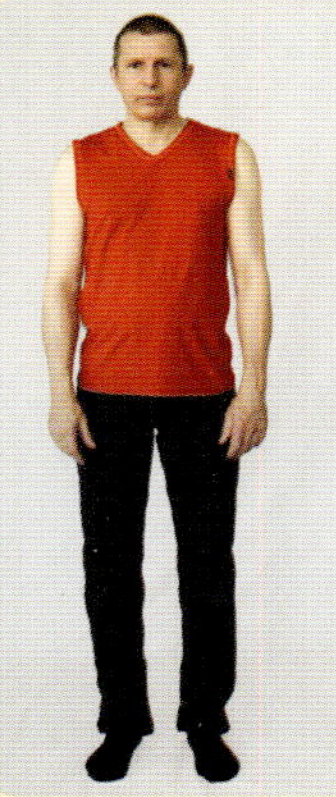

levez-vous
hinstellen
قف

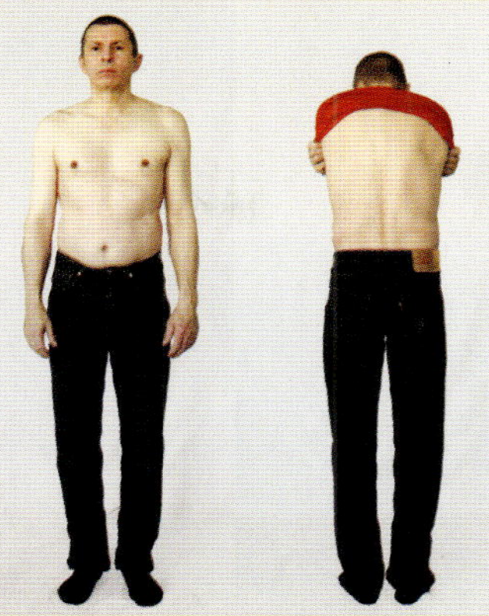

enlevez votre chemise/
levez votre chemise
Hemd aus/Hemd hoch
/خلع القميص
رفع القميص

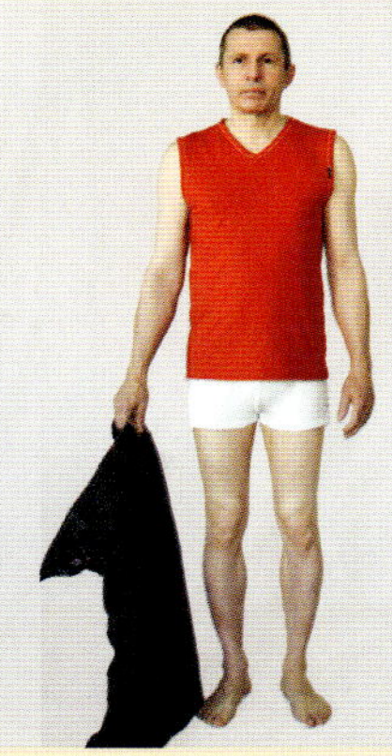

baissez/enlevez
vos pantalons
Hose runter/aus
تنزيل البنطال للأسفل
خلع البنطال بالكامل

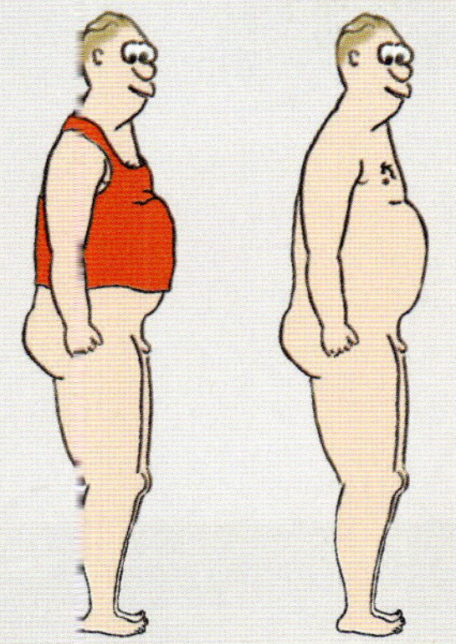

déshabillez-vous des pieds à la
taille
déshabillez-vous entièrement
Unterkörper frei/ganz ausziehen
تعرية الجزء الاسفل من الجسم
خلع الملابس بالكامل

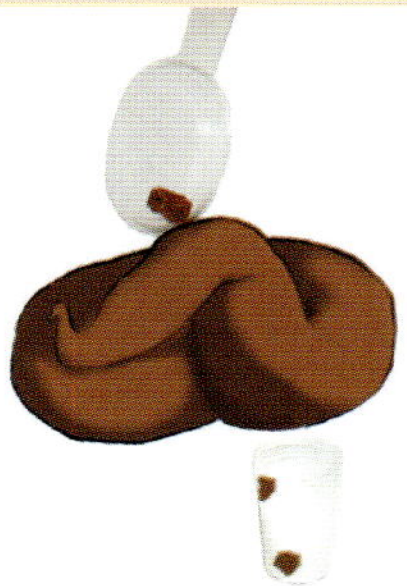

prélèvement de selles
Stuhlprobe
عينة لفحص البراز

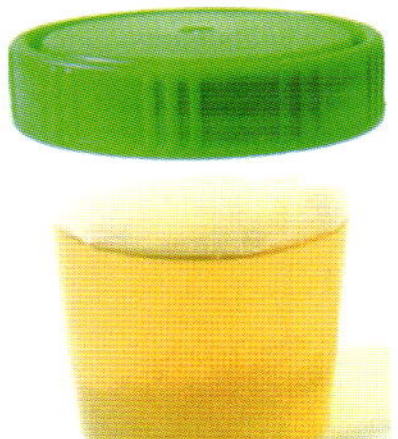

echantillon d'urine
Urinprobe
عينة لفحص البول

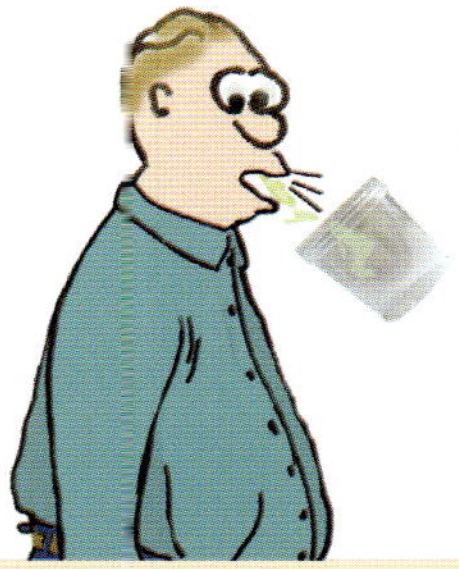

toussez
abhusten
عطس

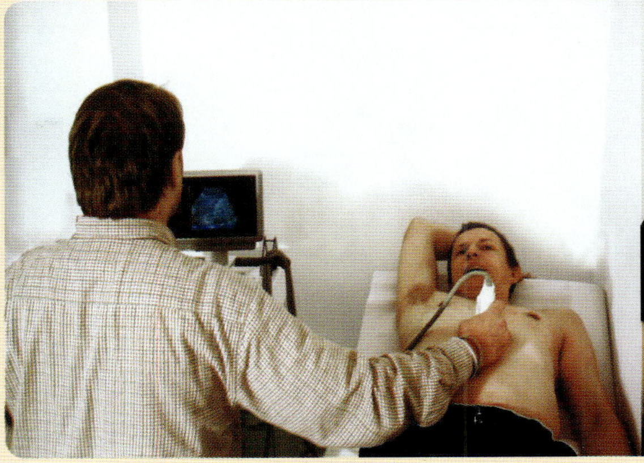

ultrasons
Ultraschall
فحص بجهاز الايكو

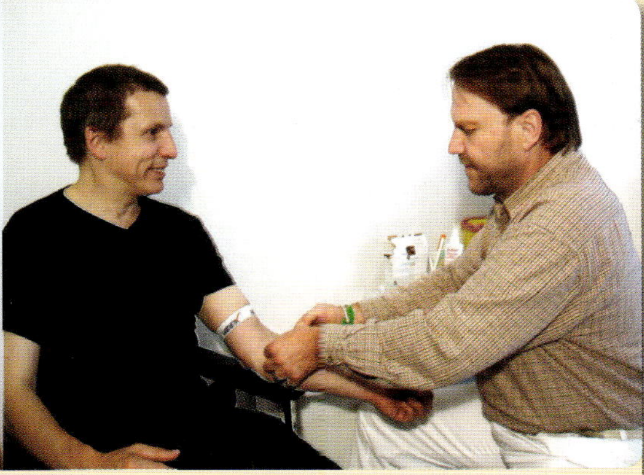

prélèvement sanguin
Blutprobe
عينة دم

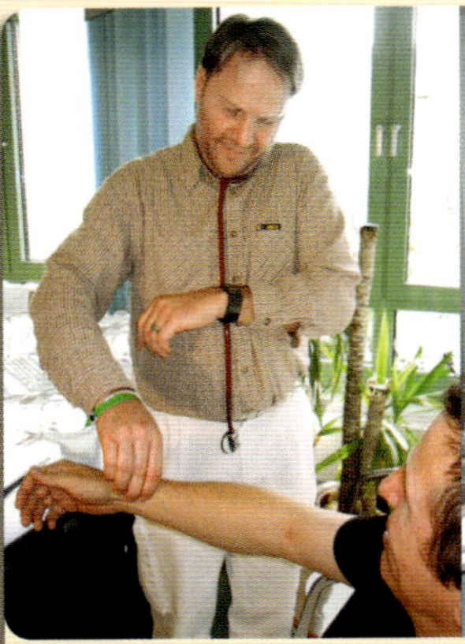

tâter le pouls
Puls messen
قياس النبض

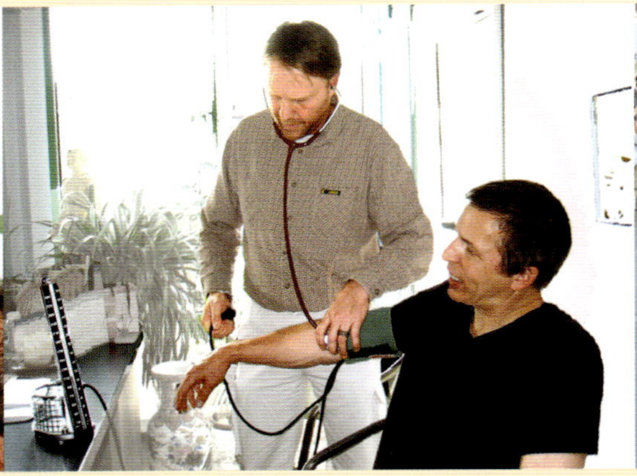

pendre la tesion artérielle
Blutdruck messen
قياس ضغط الدم

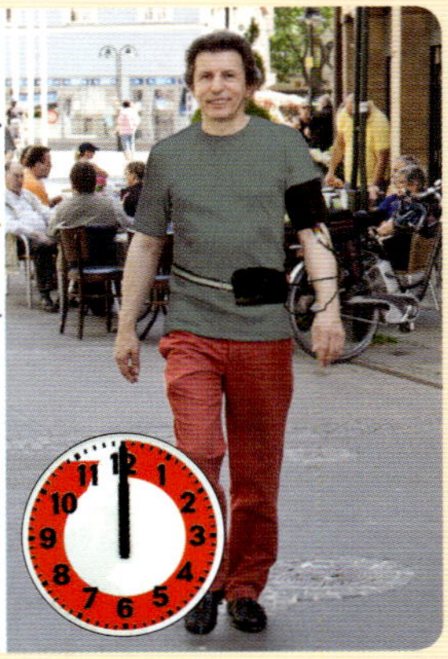

tension artérielle à long term
Langzeit-Blutdruck
قيلس ضغط الدم لوقت طويل

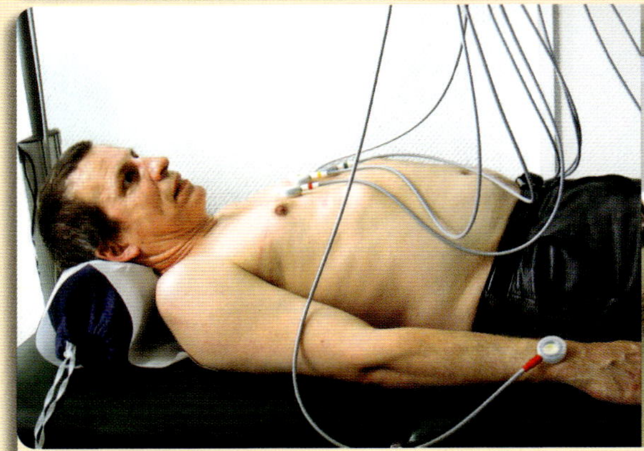

Éléctrocardiogramme ECG
EKG
رسم تخطيطي للقلب

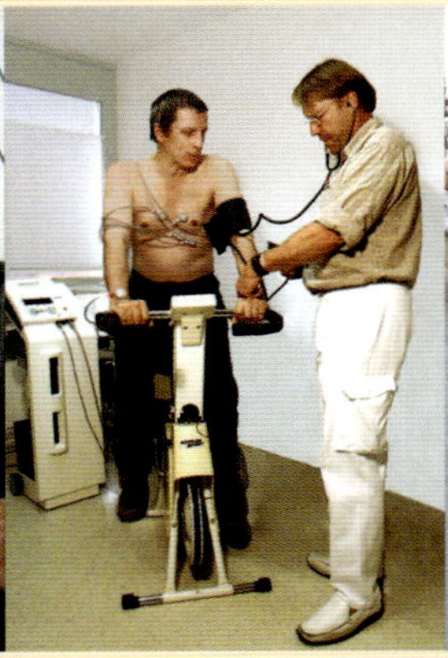

exercice ECG
Belastungs-EKG
رسم تخطيطي للقلب عند الجهد

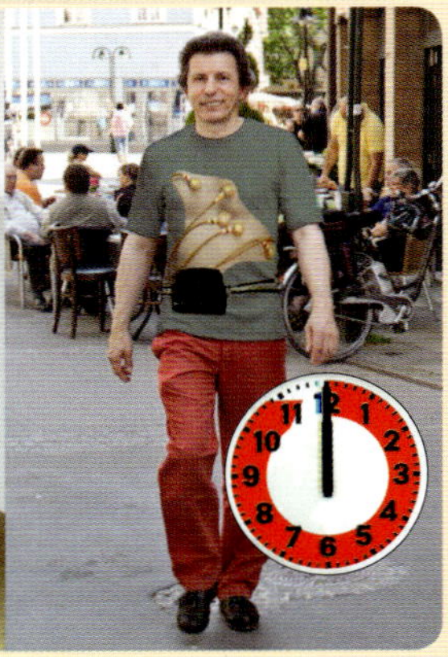

long term ECG
Langzeit-EKG
رسم تخطيطي للقلب لوقت طويل

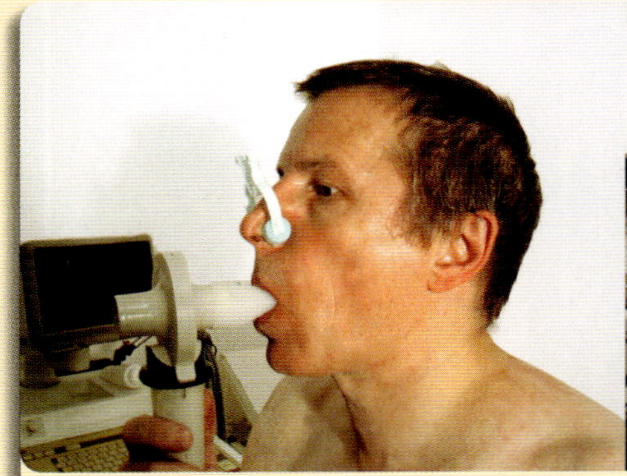

fonction pulmonaire
Lungenfunktionstest
فحص عمل الرئتين

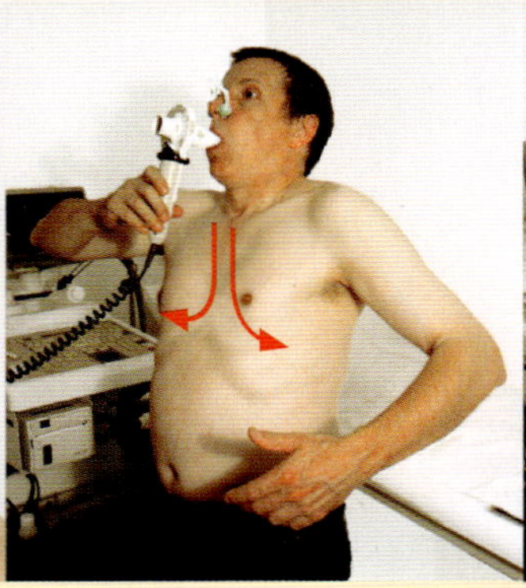

inspirez
einatmen
التنفس (شهيق)

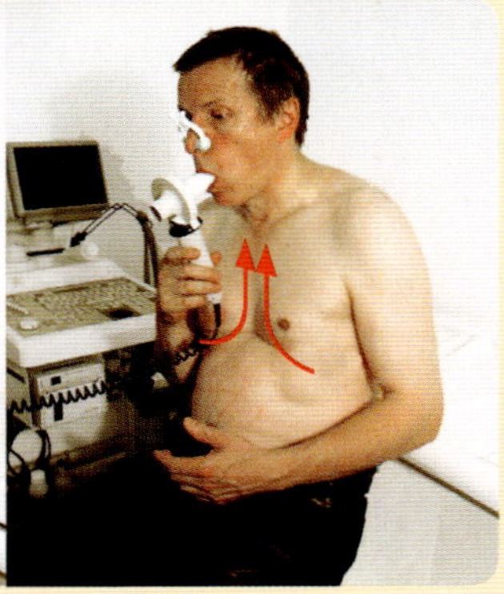

expirez
ausatmen
التنفس (زفير)

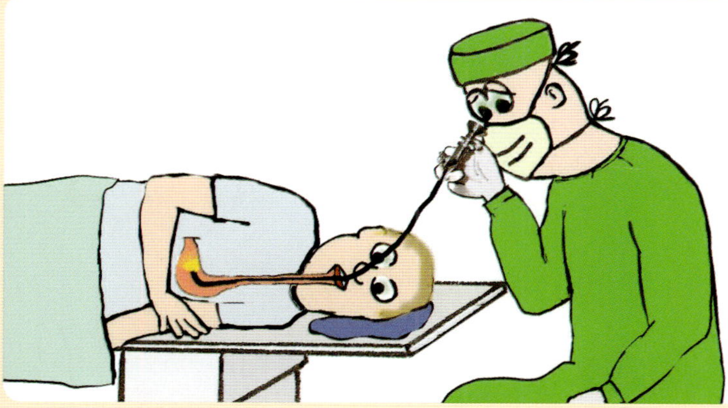

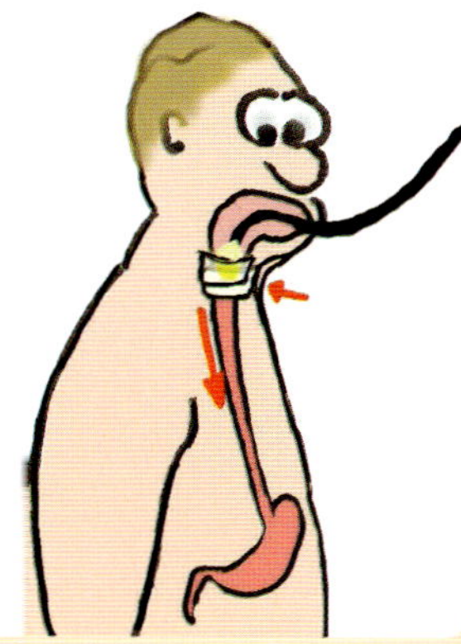

gastroscopie
Magenspiegelung
تصوير المعدة / منظار

Avalez! Avalez!
schlucken! schlucken!
إبلع إبلع

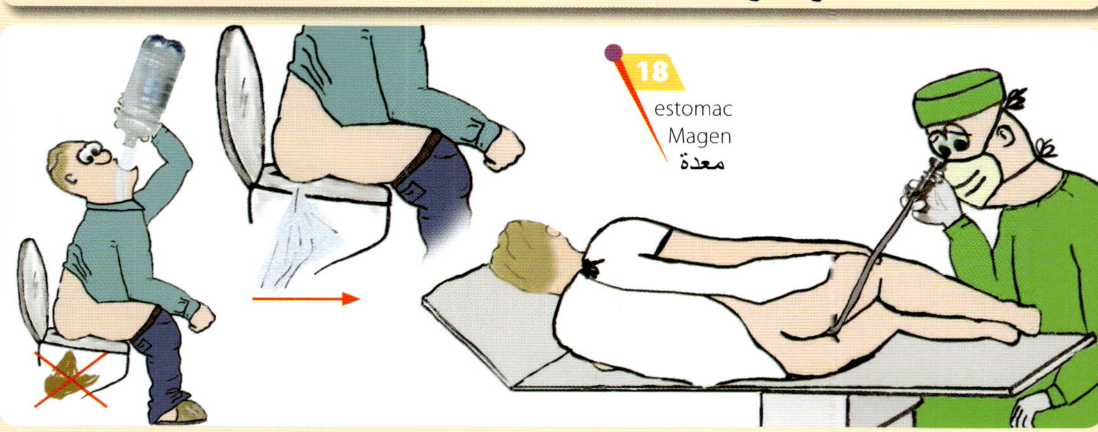

vider vos intestins avant – comme l´eau
vorher abführen – wie Wasser
مثل الماء - قبل ذلك يجب الإخراج (البراز)

coloscopie
Darmspiegelung
تصوير الامعاء / منظار

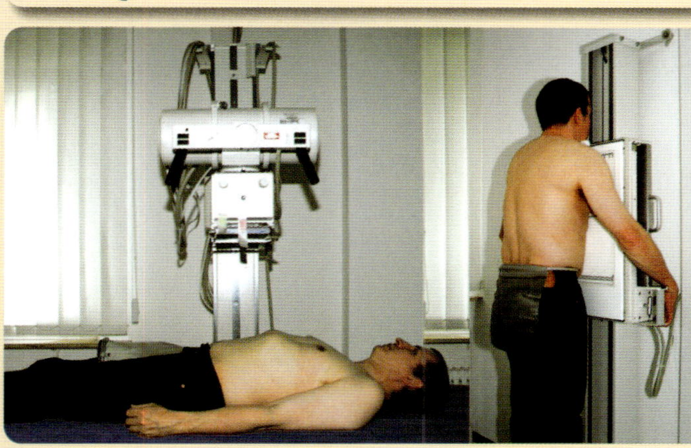

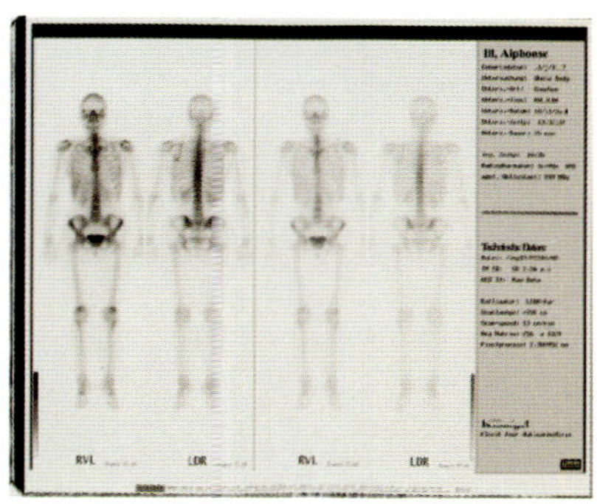

rayons X
Röntgen
تصوير أشعة

scintigraphie du squelette
Skelettszintigraphie
التصوير الداخلي للعظام

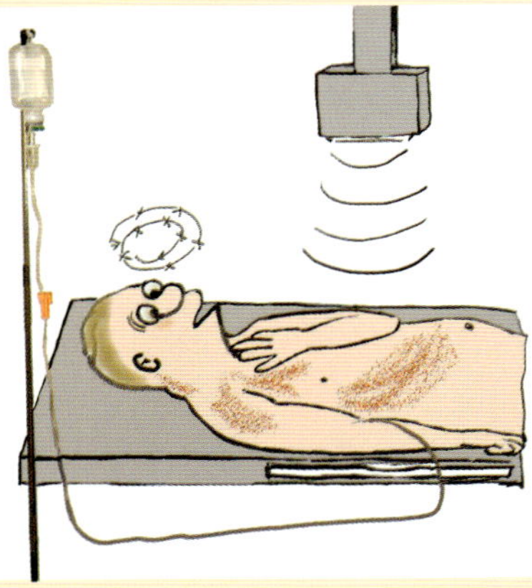
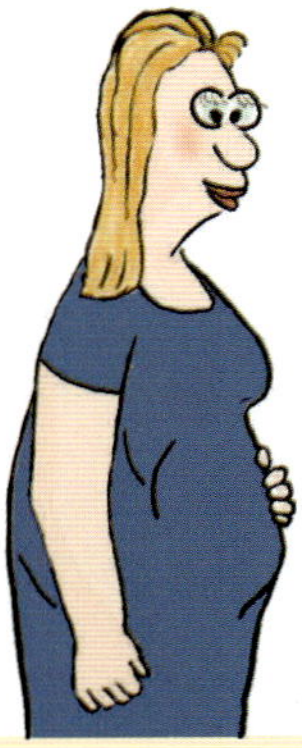
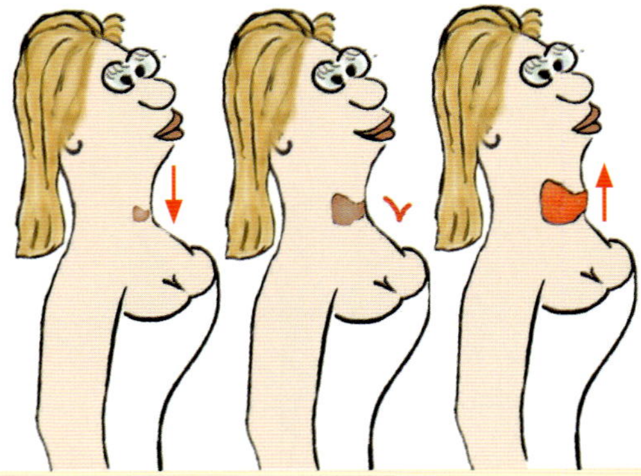

allergie au produit de contraste
Kontrastmittelallergie
حساسية ضد المادة الملونة

enceinte?
schwanger?
حامل

glande thyroïdienne
Schilddrüse
أمراض الغدة الدرقية

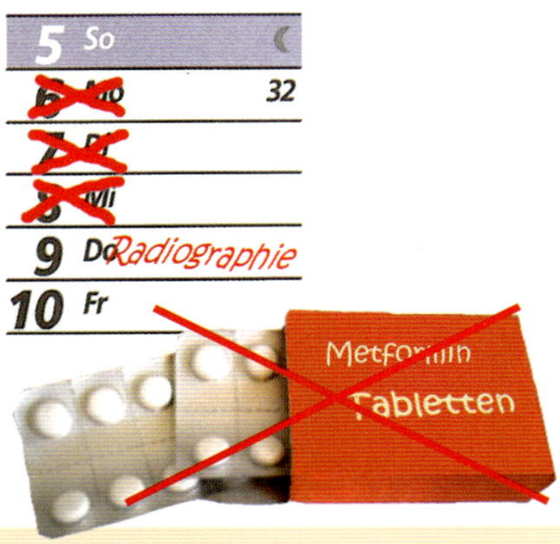

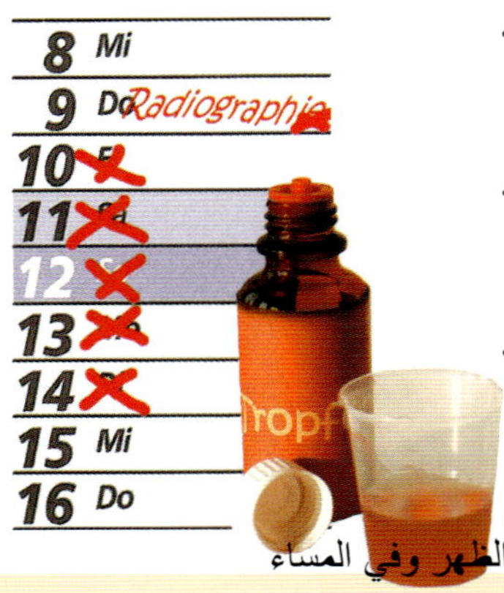

- 40 gouttes maintenant
  20 gouttes ce soir
  5 jours 3 x 20 gouttes
- sofort 40 Tropfen
  abds. 20 Tropfen
  5 Tage 3 x 20 Tropfen
- p. ex./z. B./ مثل Irenat®
- أربعون قطرة الأن
  عشرون قطرة في المساء
  لمدة 5أيام عشرون قطرة في
  كل من وقت الصباح ووقت الظهر وفي المساء

ne le prenez pas 3 jours avant les rayons X
3 Tage vor dem Röntgen nicht einnehmen
لاتأخذه ثلاث أيام قبل صورة الأشعة

prennez-le après les rayons
nach dem Röntgen einnehmen
خذه بعد صورة الأشعة

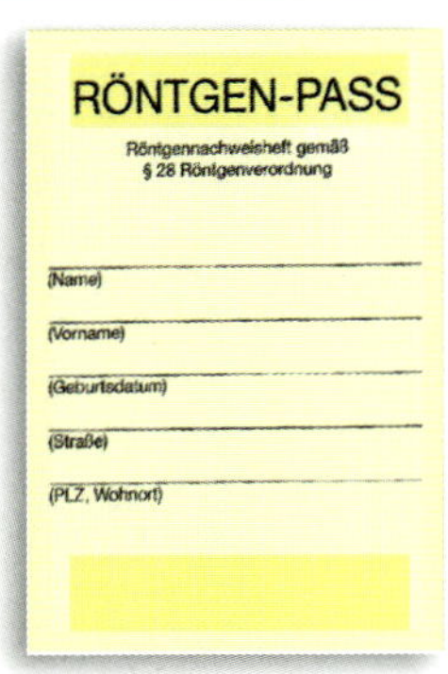

*© s. S. 18

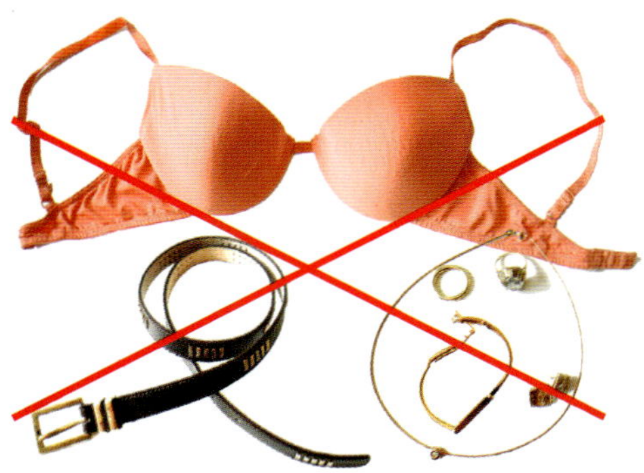
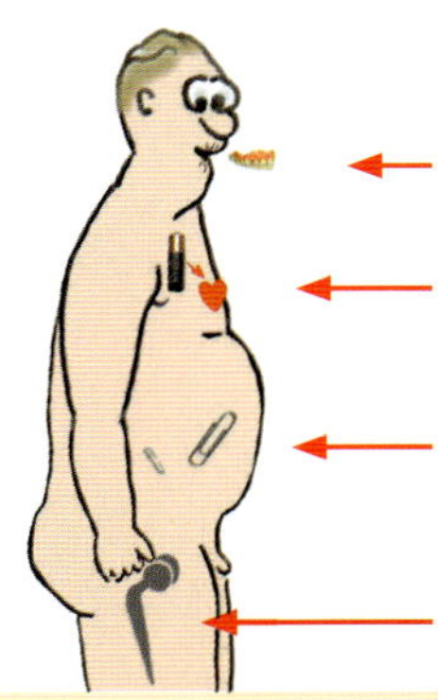

carte de rayons
Röntgenpass
بطاقة تصوير الأشعة

pas de bijoux/soutien-gorge/métaux
kein Schmuck/BH/Metall
حمّالة الصدر/مجوهرات/معادن

implant/prothèse/pacemaker?
Implantate/Prothesen/
Schrittmacher?
شئ مزروع بالجسم/اسنان إصطناعية/منظم نبضات القلب

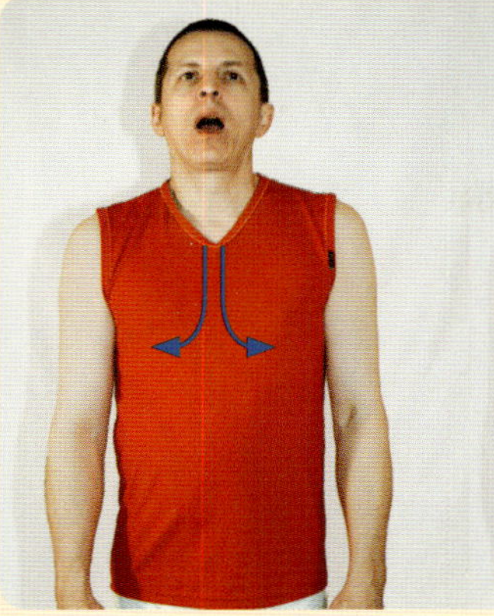

respirez profondément
tief einatmen
تنفس بعمق (شهيق)

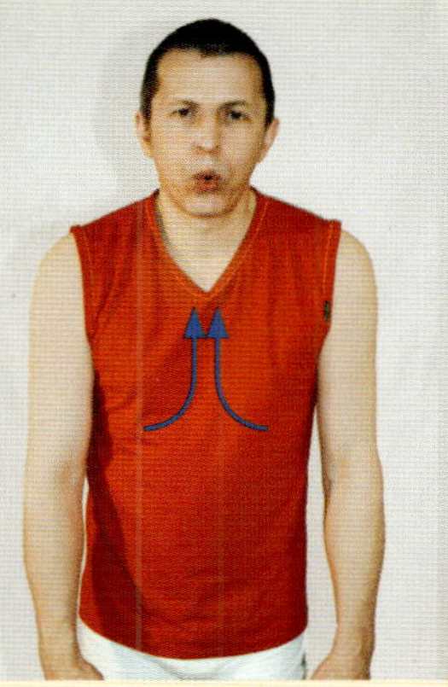

expirez profondément
tief ausatmen
تنفس بعمق (زفير)

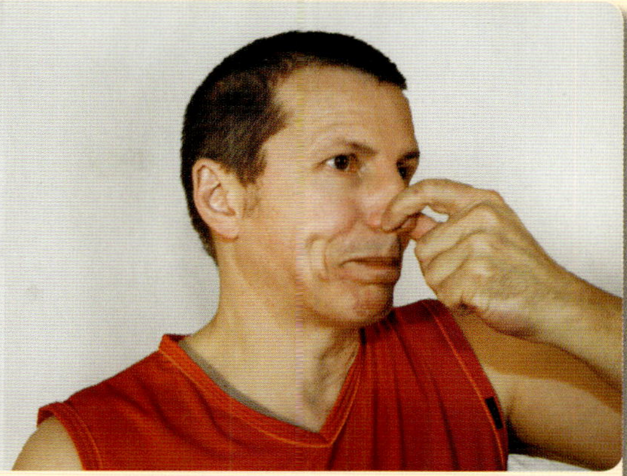

arrêtez de respirer
nicht atmen
لاتتنفس

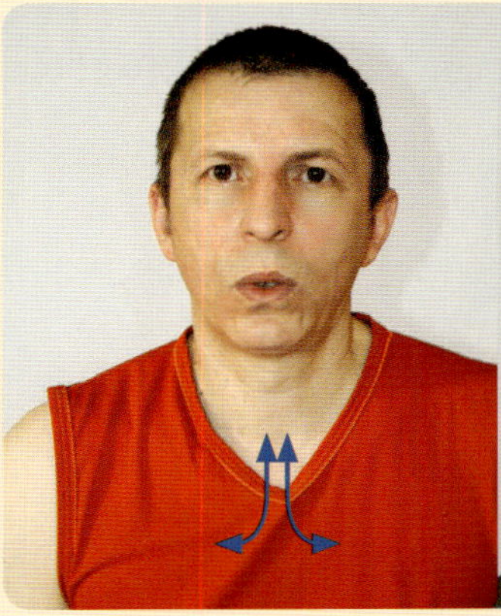

continuez de respirer
weiteratmen
واصل التنفس

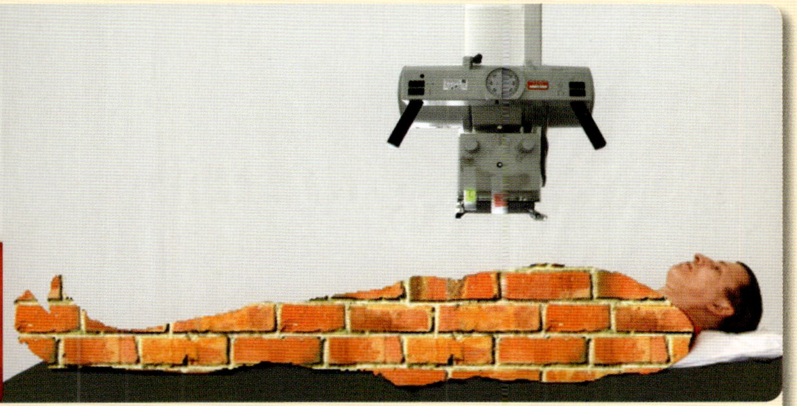

ne bougez pas
nicht bewegen
لاتتحرك

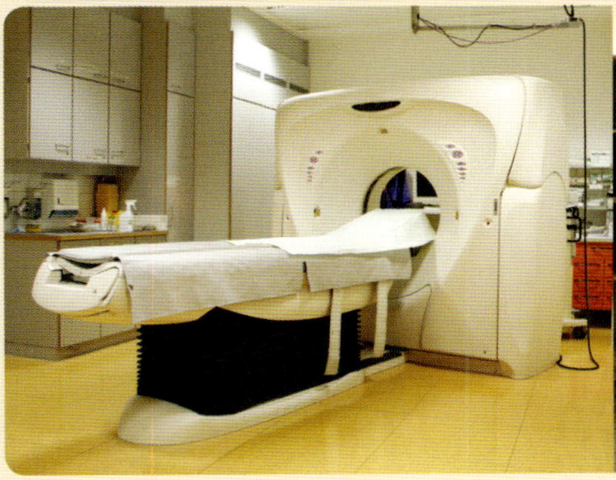

tomographie informatisée
Computertomographie/CT
صورة طبقية سي تي

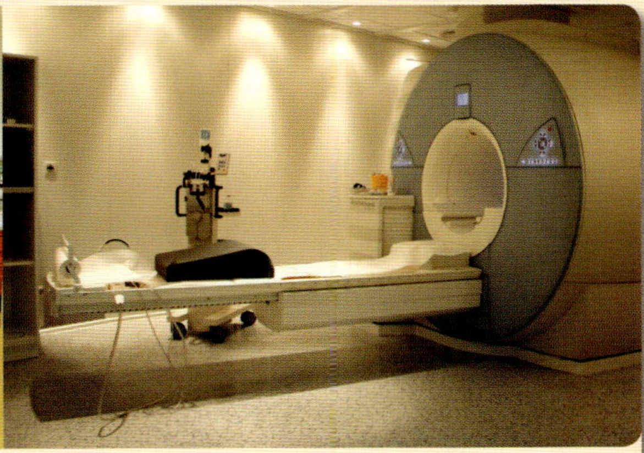

résonance magnétique nucléaire
Kernspintomographie/NMR/MRT
صورة مغناطيسية إم إر تي

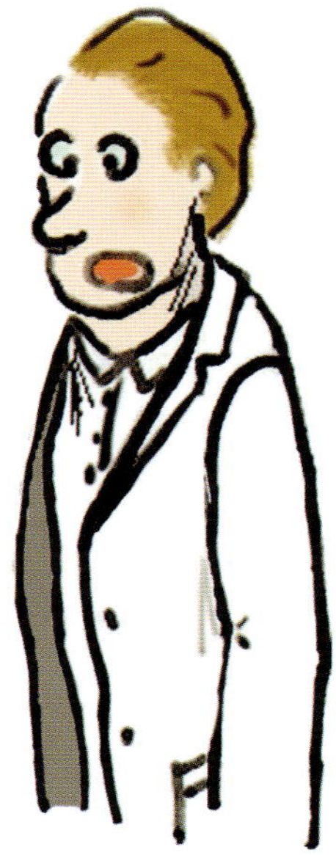

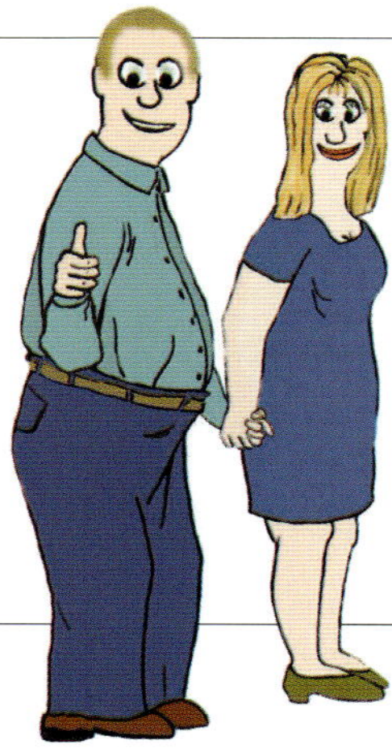

Vous êtes bien.
Sie sind gesund.
أنت بصحة جيدة.

visite médicale
de contrôle
Routinekontrolle
فحص دوري عادي

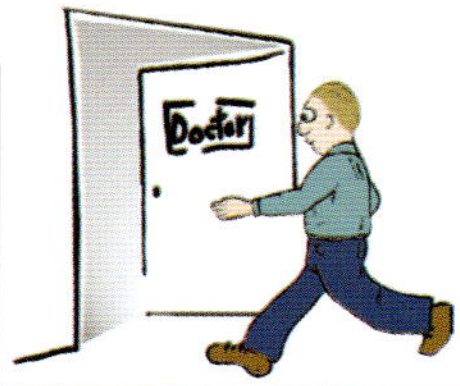

pas de traitement
keine Behandlung
لايحتاج للعلاج

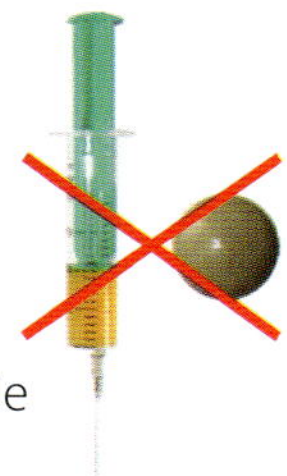

seulement une
révision/un contrôle
nur Kontrolle
فقط المتابعة

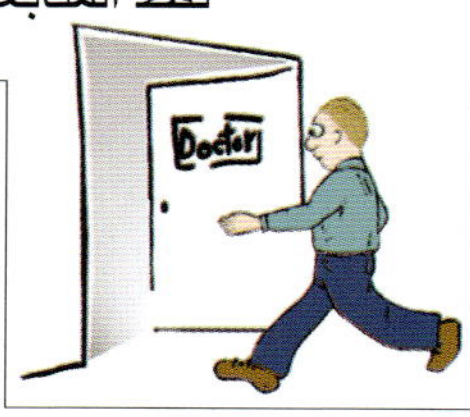

rien de sérieux
nicht gefährlich
ليس بالخطير

maladie sérieuse
ernste Erkrankung
مرض يلزم المتابعة

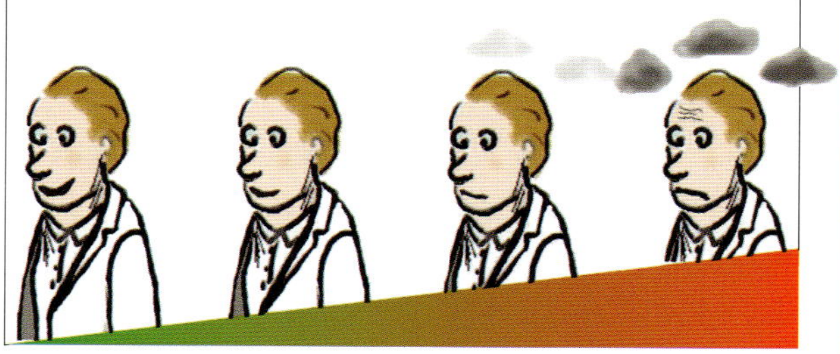

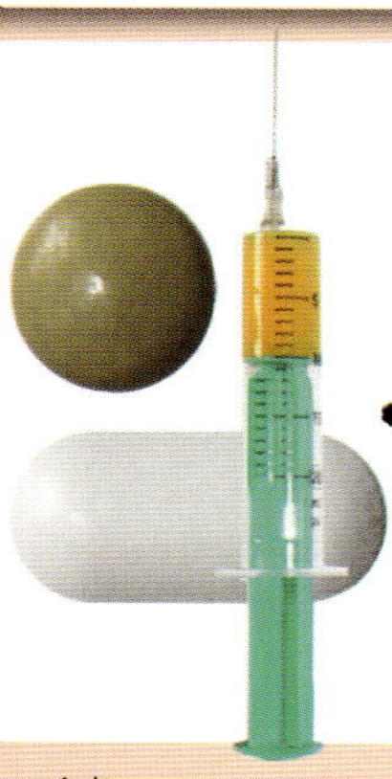

médicaments
Medikamente
أدوية

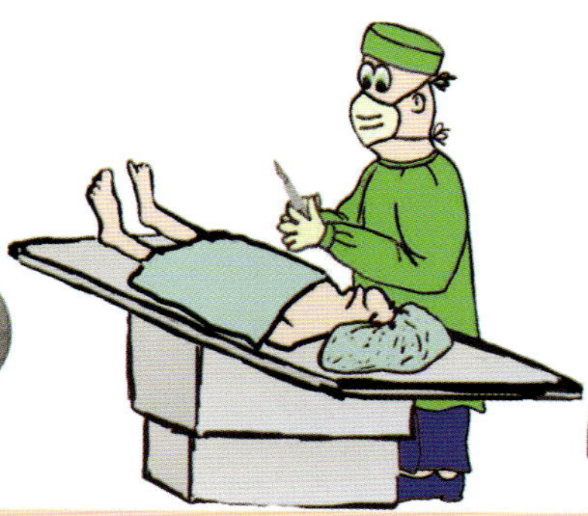

opération
Operation
عملية جراحية

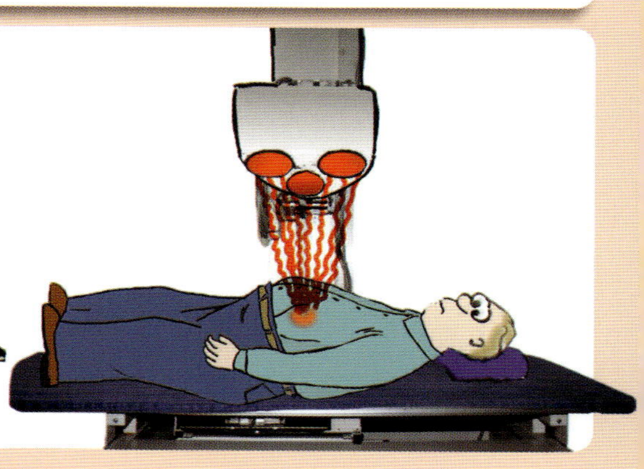

irradiation
Bestrahlung
علاج بالإشعاع

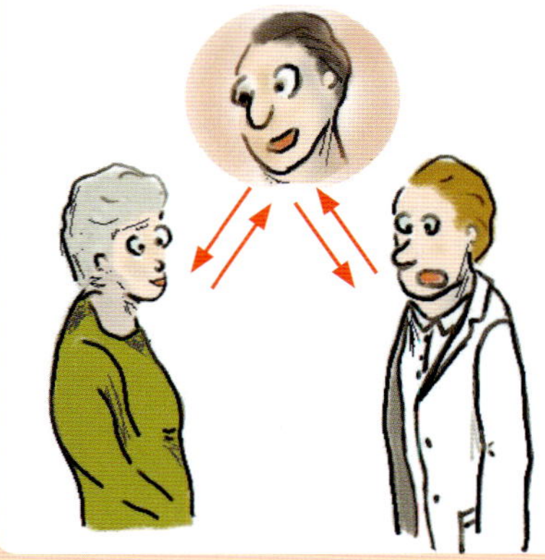

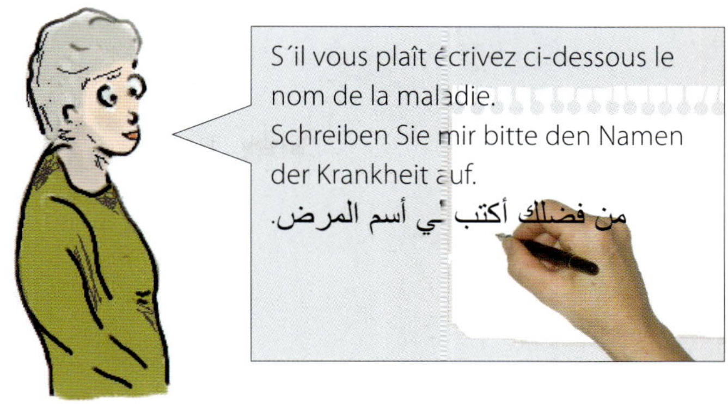

interprète
Dolmetscher
مترجم

nom de la maladie
Name der Krankheit
إسم المرض

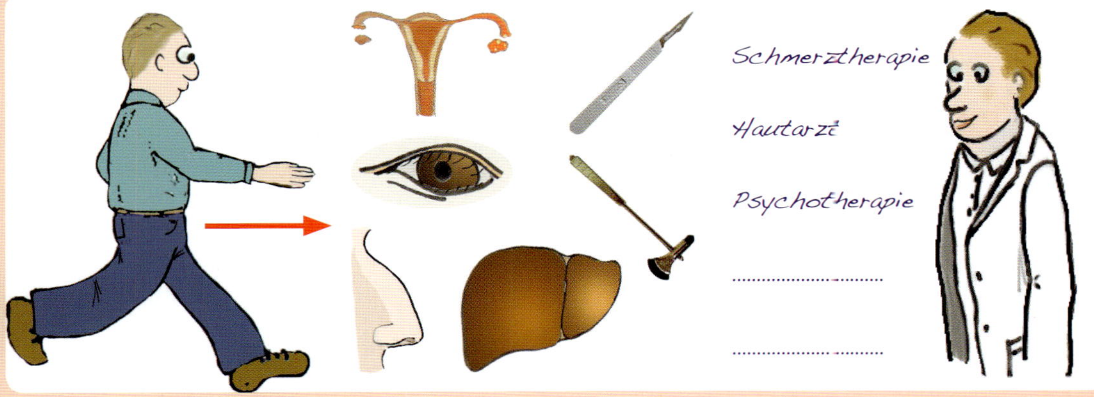

aller au spécialiste
zum Facharzt gehen
الذهاب الي الطبيب المتخصص

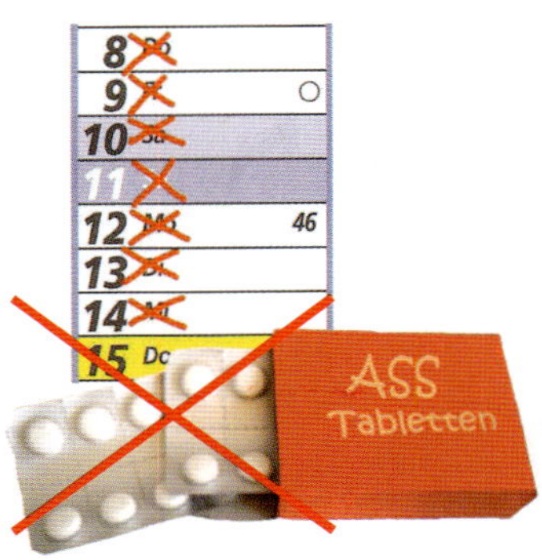

7 jours avant pas d´ASS
7 Tage vorher kein ASS
سبعت ايام قبل ذلك لا تتناول الأسبرين

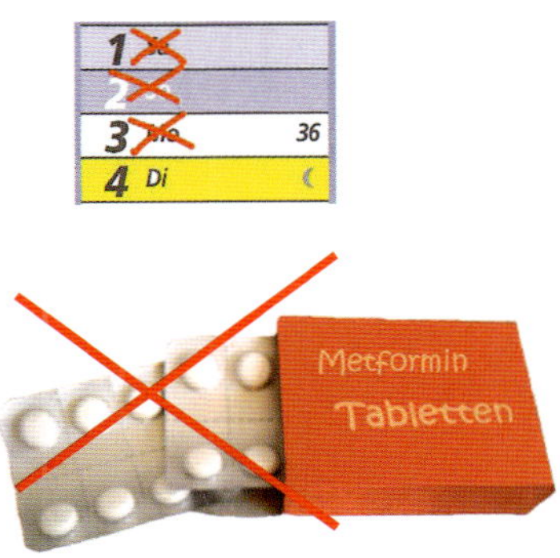

3 jours avant pas de metformine
3 Tage vorher kein Metformin
ثلاث أيام قبل هذا لاتأخذ ميتفورمين

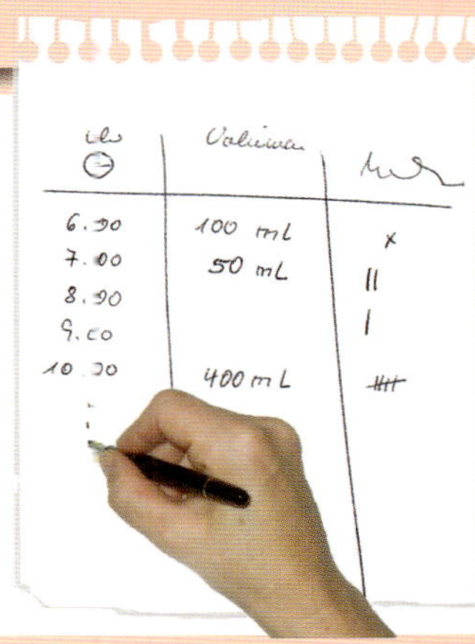

écrire un protocole
Protokoll führen
الرجاء تدوين وتسجيل ذلك

Traitement — Behandlung — العلاج

Médicament — Medikamente — الدواء

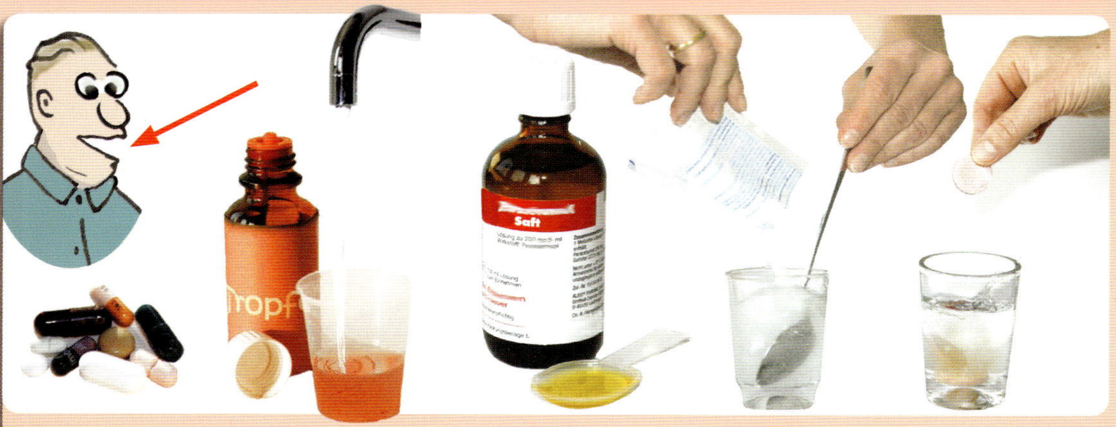

cachets	gouttes	sirop	cuillère de mesure	poudre	cachet effervescent
Tabletten	Tropfen	Saft	Messlöffel	Pulver	Brausetablette
حبوب	قطرات	شراب	معلقة قياس	مسحوق	قرص للذوبان في الماء

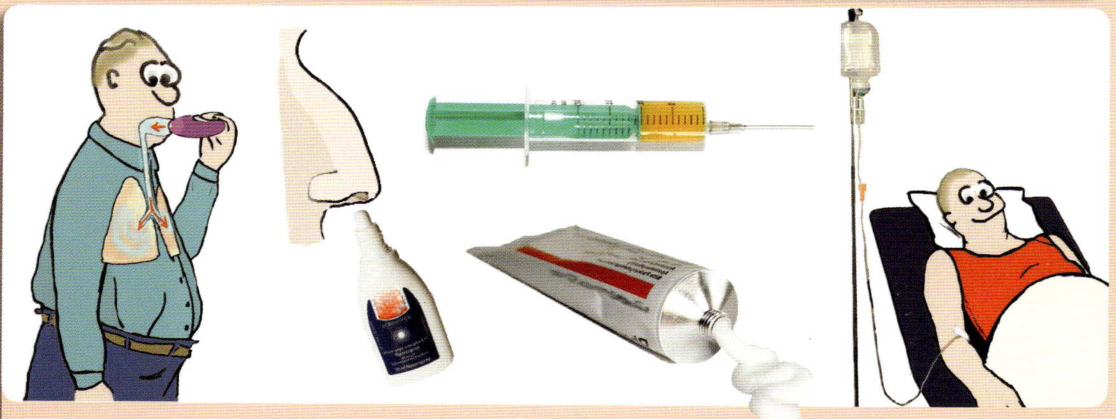

inhalation	spray nasal	injection	onguent/ crème	infusion
Inhalation	Nasenspray	Spritze	Creme/Salbe	Infusion/Tropf
استنشاق	رذاذ الأنف(سبريه)	ابرة	كريم/مرهم	محلول

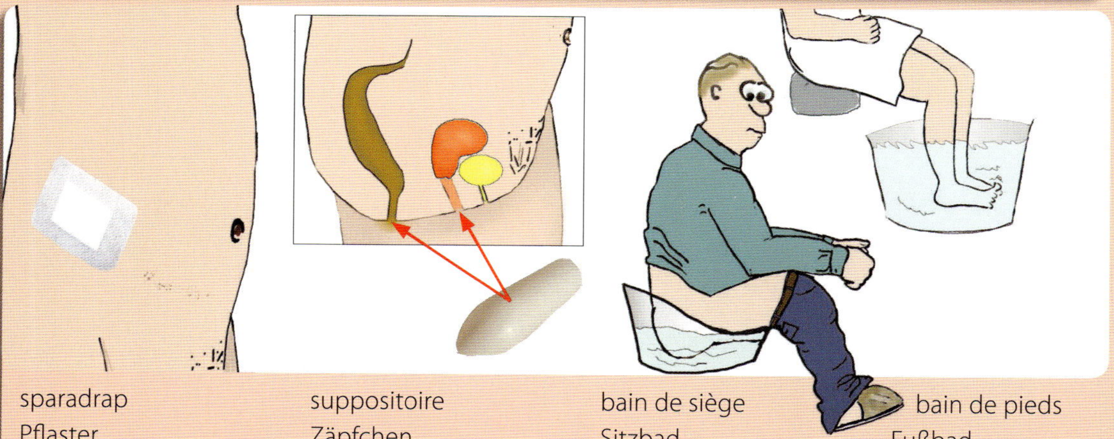

sparadrap	suppositoire	bain de siège	bain de pieds
Pflaster	Zäpfchen	Sitzbad	Fußbad
بلاستر/لاصق الجروح	تحاميل	حمام للمؤخرة	حمام الرجلين

56

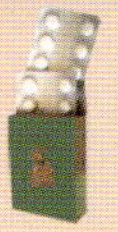

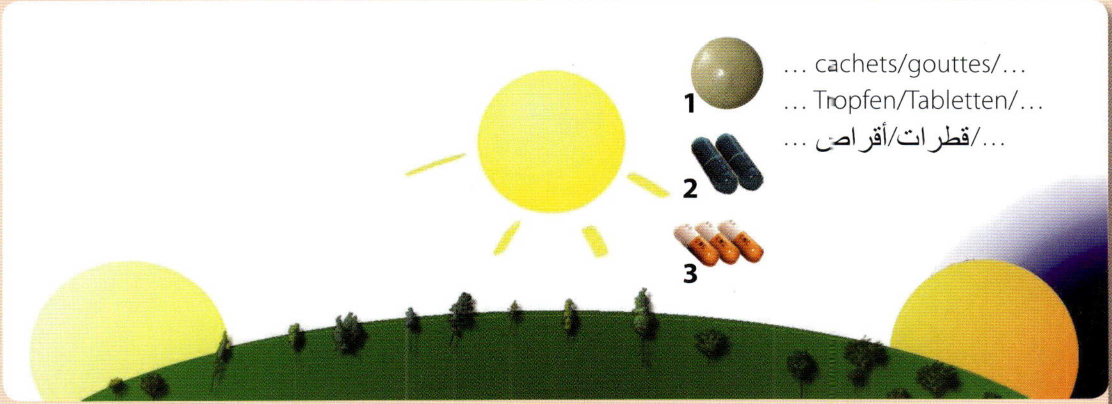

... cachets/gouttes/...
... Tropfen/Tabletten/...
... قطرات/أقراص/...

au matin	à midi	le soir	la nuit
morgens	mittags	abends	zur Nacht
صباحاً	ظهراً	مساءً	ليلاً

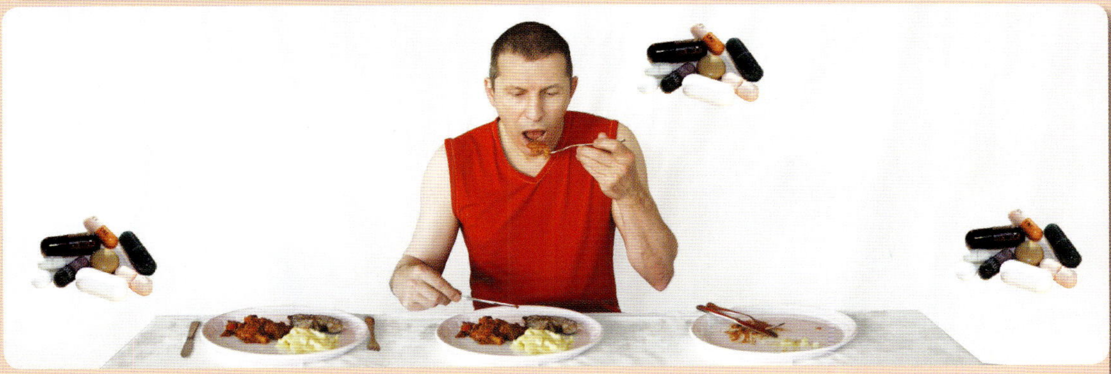

avant	pendant	après le repas
vor	zum	nach dem Essen
قبل	مع	بعد الطعام

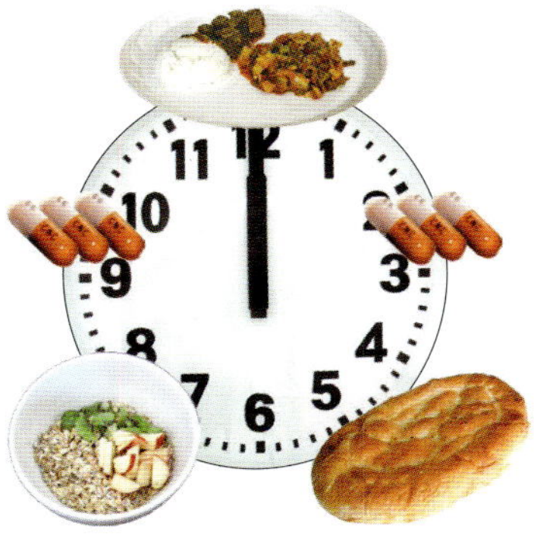

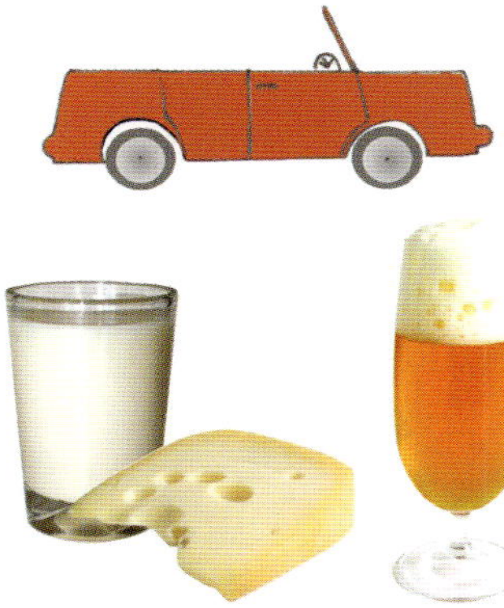

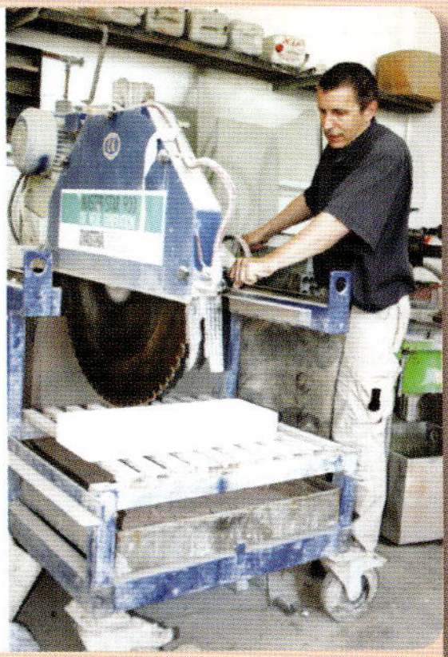

entre les repas	ne pas le prendre en même temps que ...
zwischen den Mahlzeit	Medikament nicht zusammen mit ...
بين وجبات الطعام	الدواء ليس مع ...

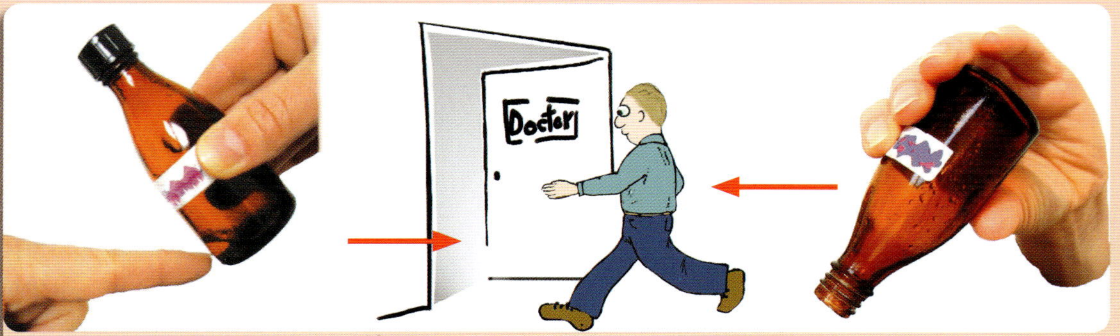

avant que le médicament soit fini
bevor die Medizin alle ist
قبل نفاد الدواء

un autre rendez-vous
Wiederkommen
المجئ مرة أخرى

quand le médicament est fini
wenn die Medizin alle ist
عند نفاد الدواء

additionnel: avec la fièvre
zusätzlich: bei Fieber
إضافة إلي ذلك: عند ارتفاع درجة الحرارة

avec douleurs
bei Schmerzen
عند الألم

si nécessaire
bei Bedarf
عند الحاجة

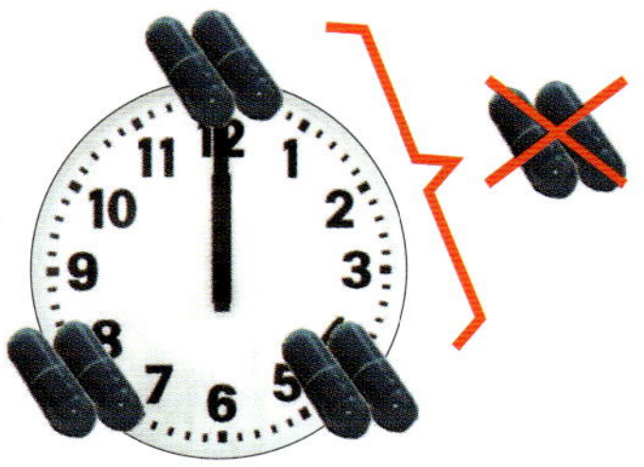

*4 heures	Stunden	ساعات
… heures	Stunden	ساعات
… cachets	Tabletten	أقراص
… gouttes	Tropfen	قطرات

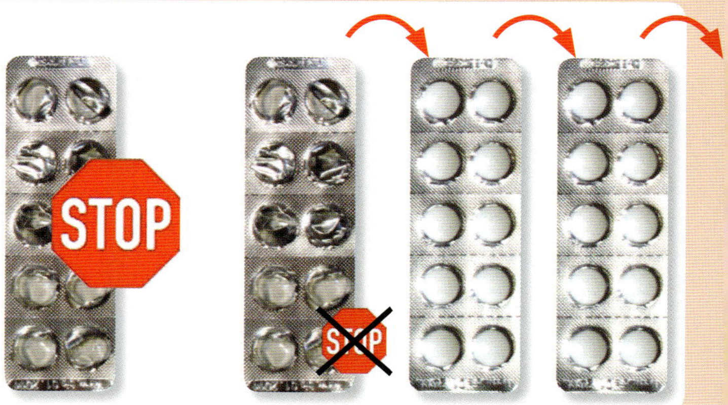

pas plus/pas plus fréquemment que …*
nicht mehr/nicht öfter als alle …*
يكفي… /ليس أكثر من…*

prennez jusqu´à que le médicament soit fini
einnehmen bis die Tabletten alle sind
تناول حتى نفذ الأقراص

n´interrompez pas le traitement
Tabletten nicht unterbrechen
تناول الأقراص دون انقطاع

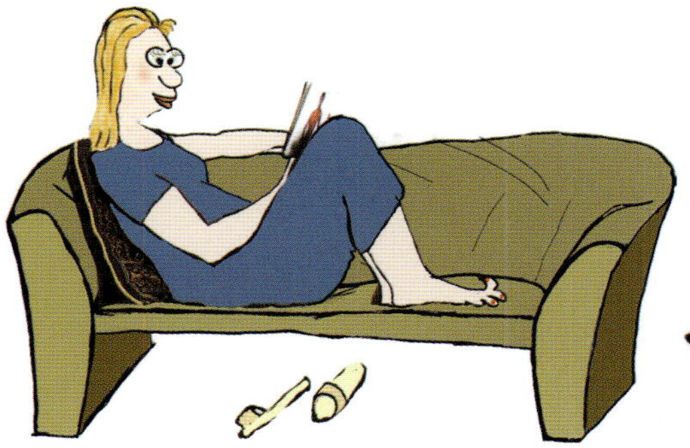

repos
Schonung
حماية تحسن

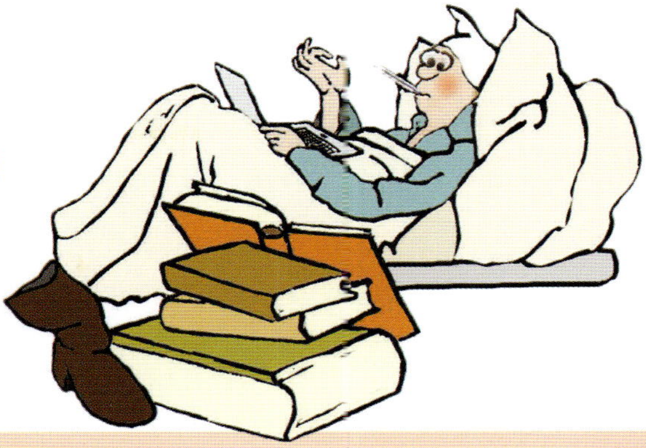

repos au lit
Bettruhe
راحة في السرير

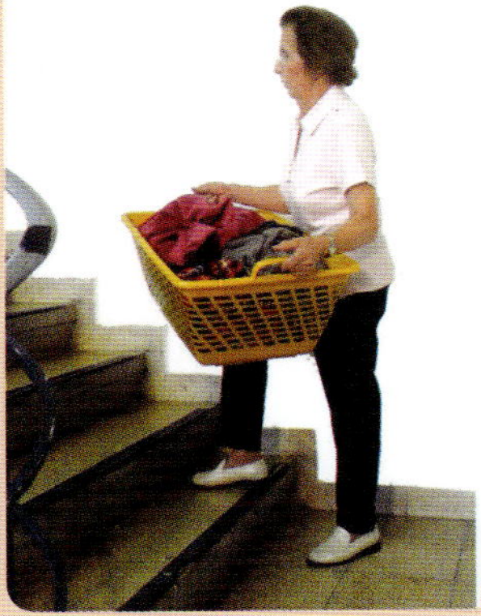

soulevez – … kg – ne soulevez pas
heben – … kg – nicht heben
حمل -… كيلو غرام- عدم الحمل

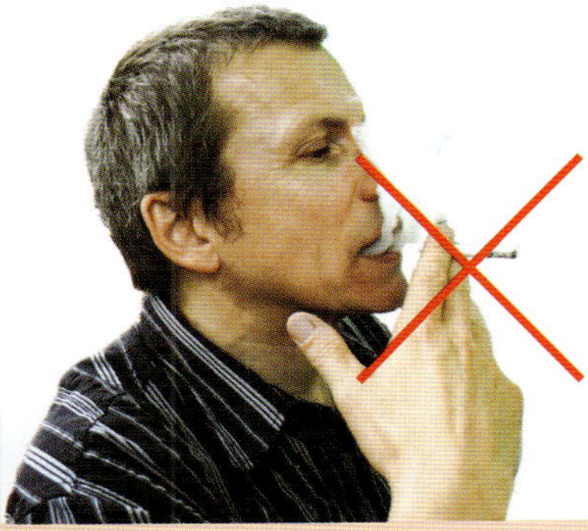

ne fumez pas
nicht rauchen
عدم التدخين

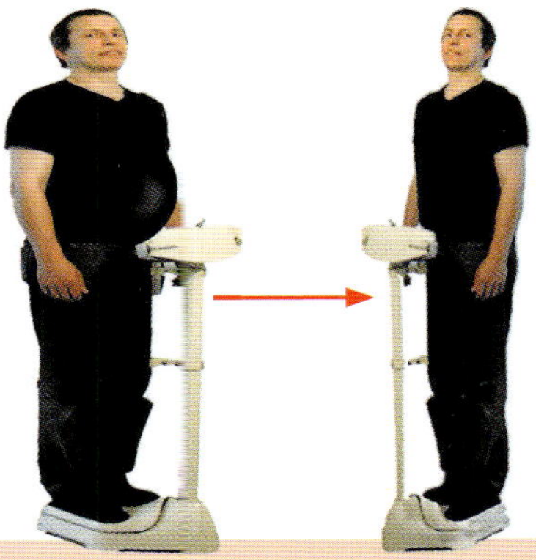

perdez du poids
Gewicht abnehmen
تخفيف الوزن

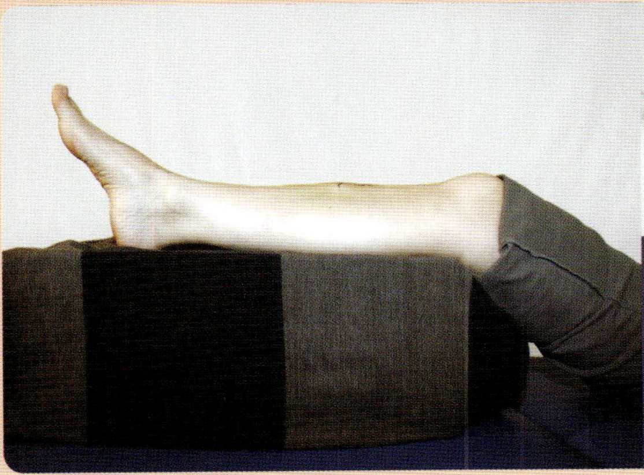

mettez en hauteur
hochlagern
رفع للأعلى

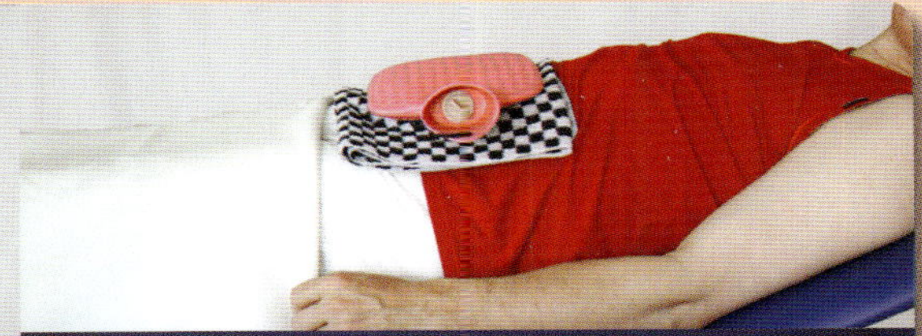

chaleur
Wärme
دفء

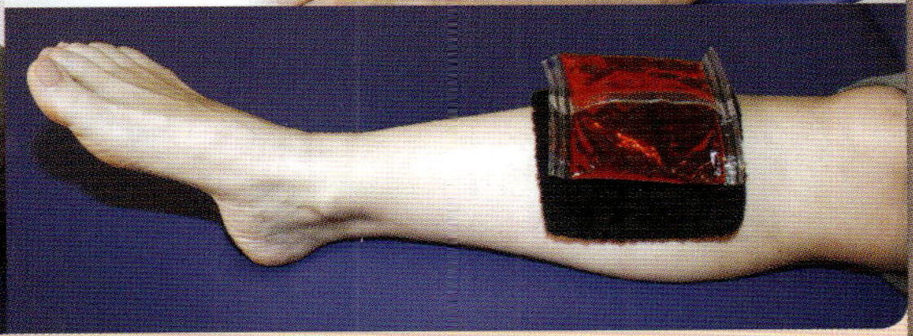

froid
kühlen
تبريد

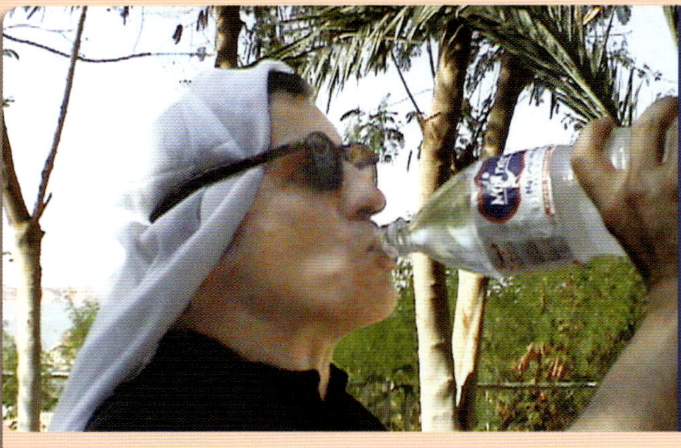
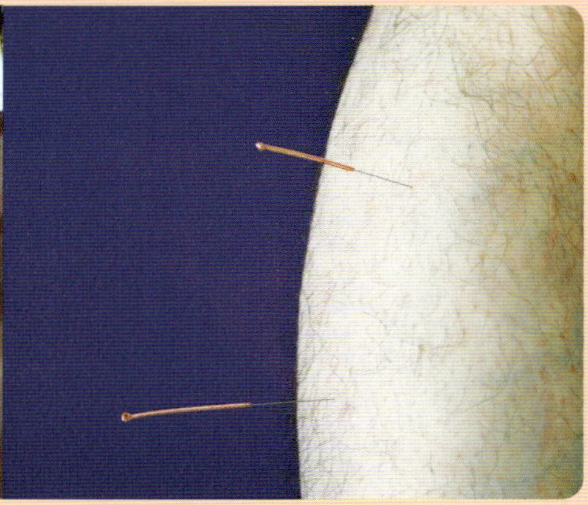

ombre	couverture	lunettes de soleil	eau	acupuncture
Schatten	Kopfschutz	Sonnenbrille	Wasser	Akupunktur
الظل	حماية الرأس	نظارة شمسية	ماء	الوخز بالإبر

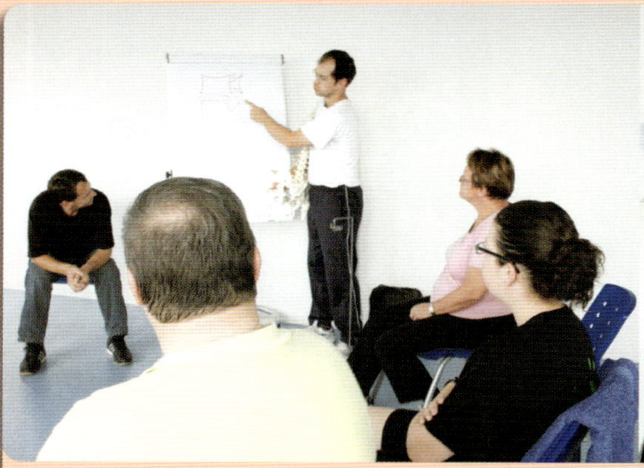
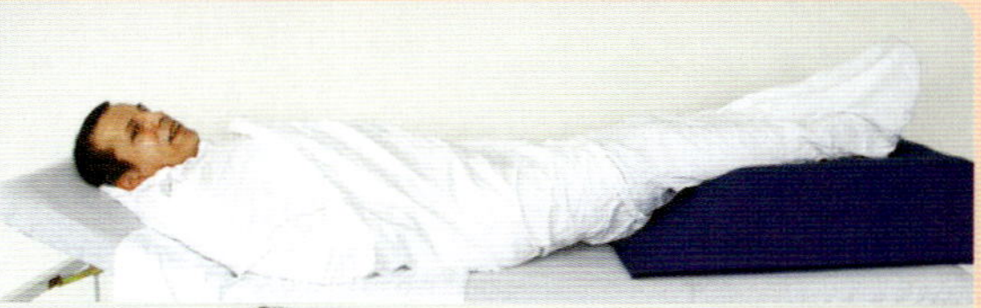
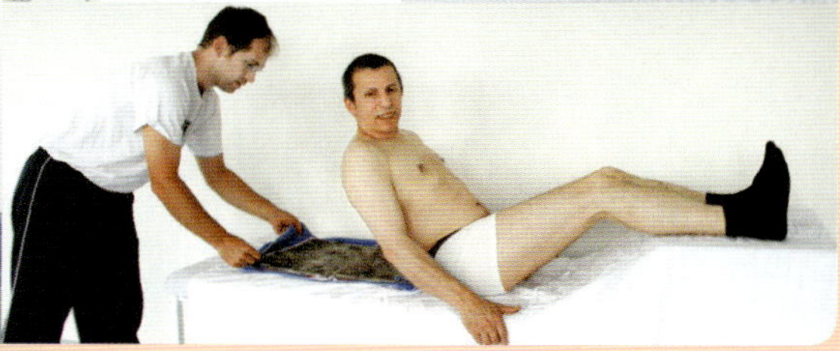

entraînement de la posture	traitement de boue
Rückenschule	Fango/Naturmoor
مدرسة لتعلم كيفية الوقاية من آلام الظهر	علاج بالحرارة أو البرودة (بمستحضرات نباتية بالطّين)

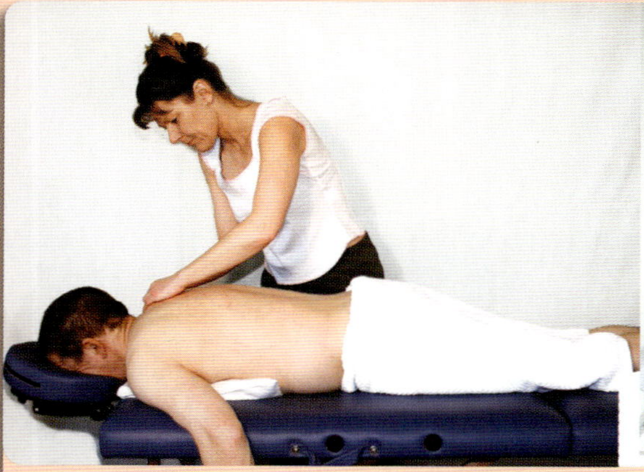
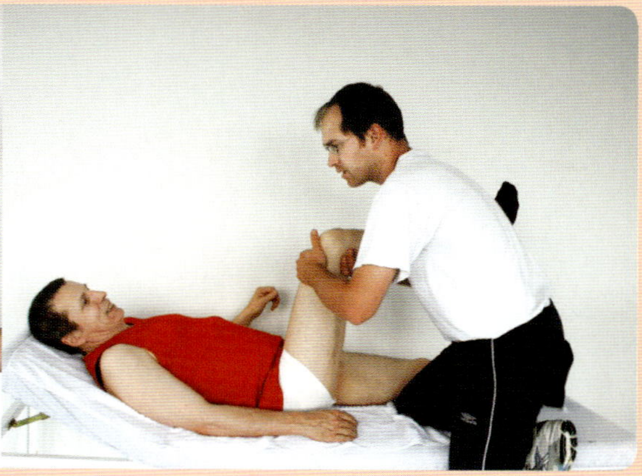

massage	thérapie manuelle
Massage	manuelle Therapie
تدليك / مساج	علاج يدوي

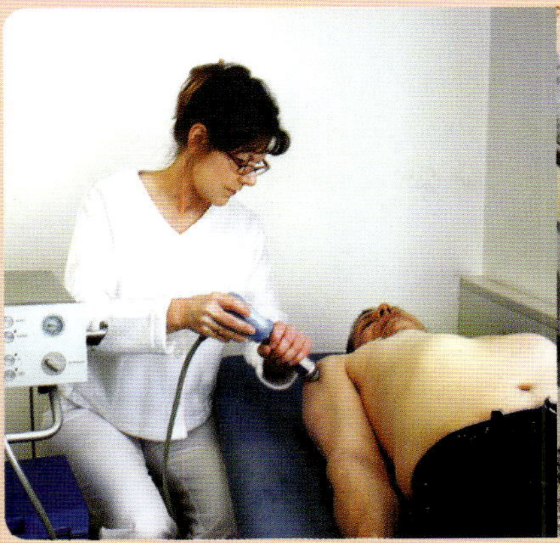
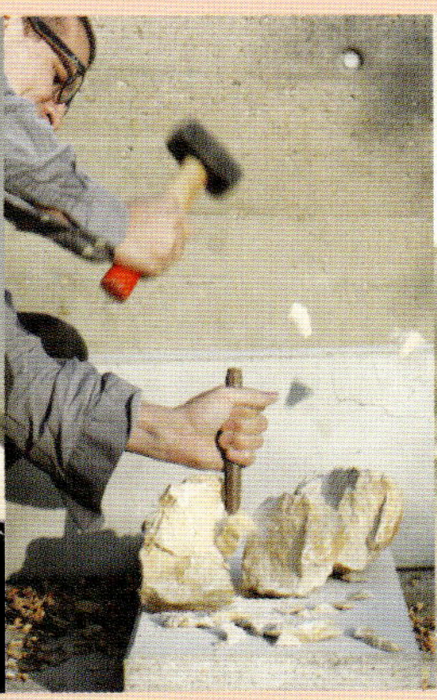
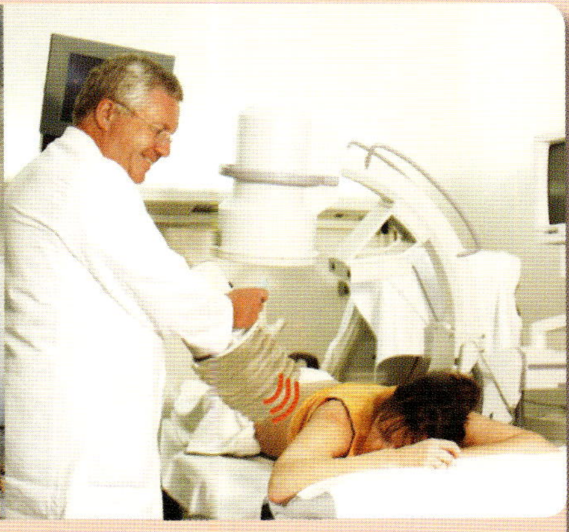

articulations
Gelenke
مفاصل

thérapie par ondes de choc
Stoßwellentherapie
العلاج بالصدمات الموجية

rein
Niere
كلية

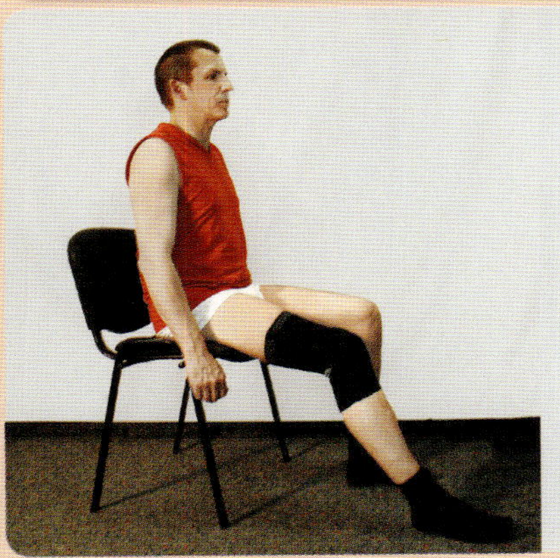
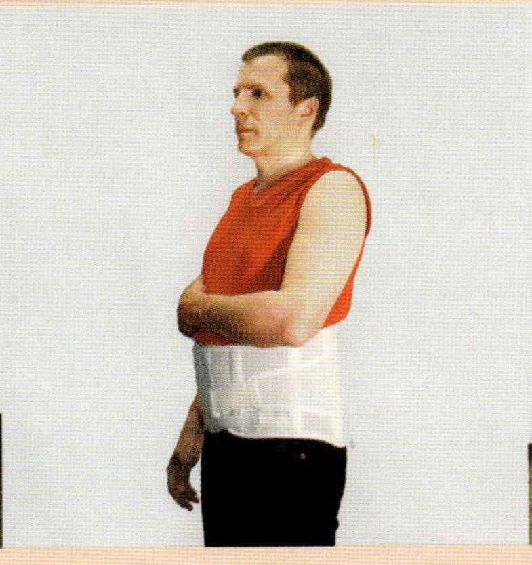
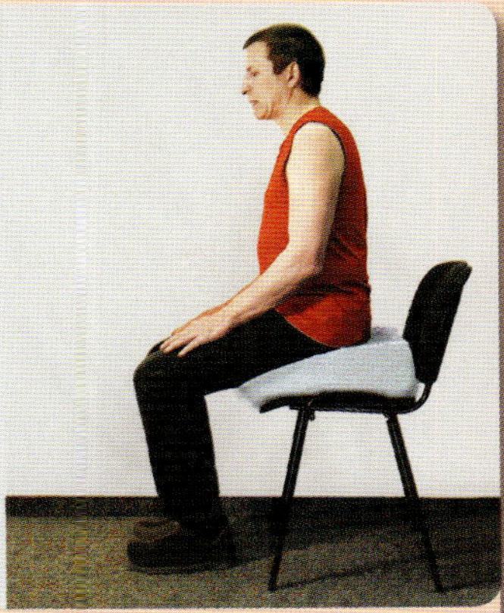

bandage
Bandagen
مشد

coussin de renforcement
Sitzerhöhung
رفع القعدة

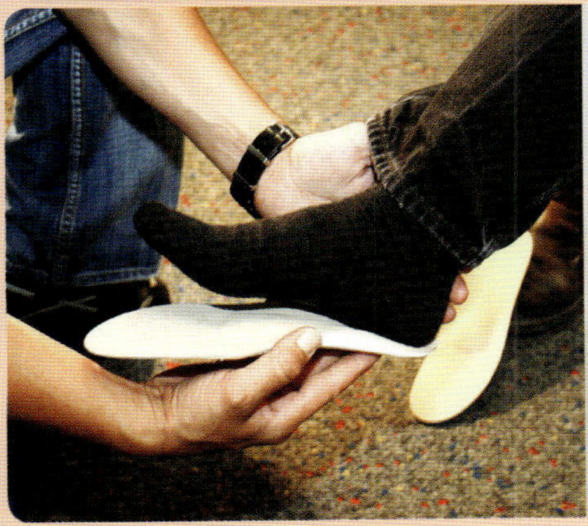
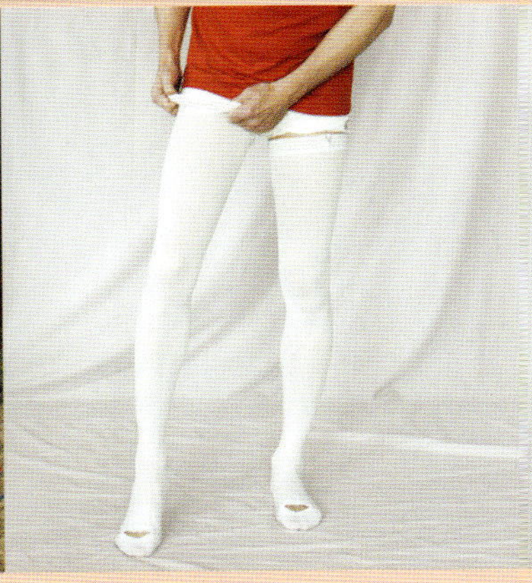
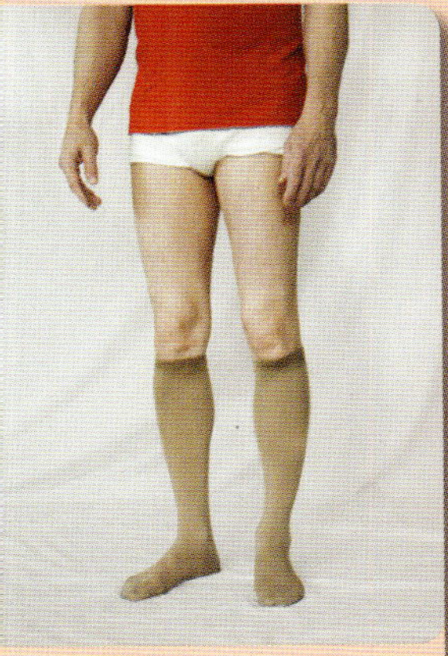

semelle
Einlegesohlen
النعال

bas de compression
Kompressionsstrümpfe/Gummistrümpfe
جوارب ضاغطة/جوارب مطاطية

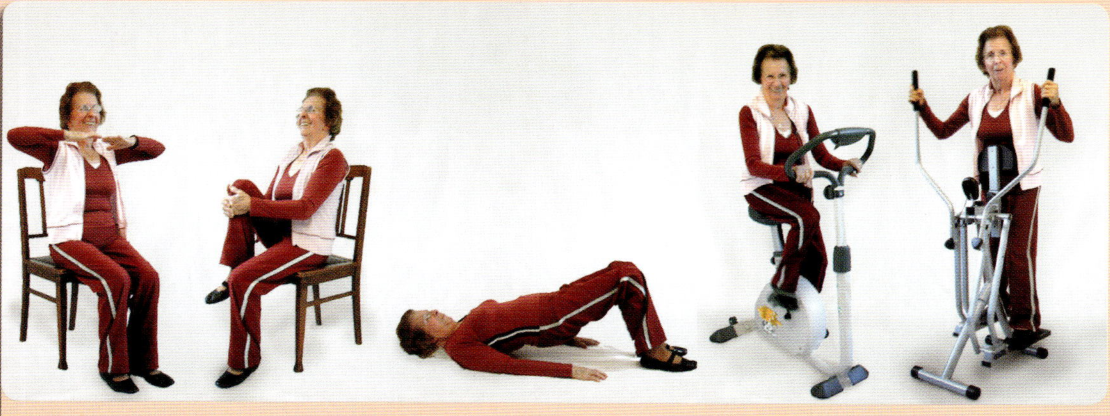

gymnastique
Gymnastik
تدريبات لياقة بدنية

gymnastique pélvique par terre
Beckenbodengymnastik
تدريبات أسفل الحوض

exercice avec de l´équipment
Trainieren mit Geräten
تدريب بالأجهزة

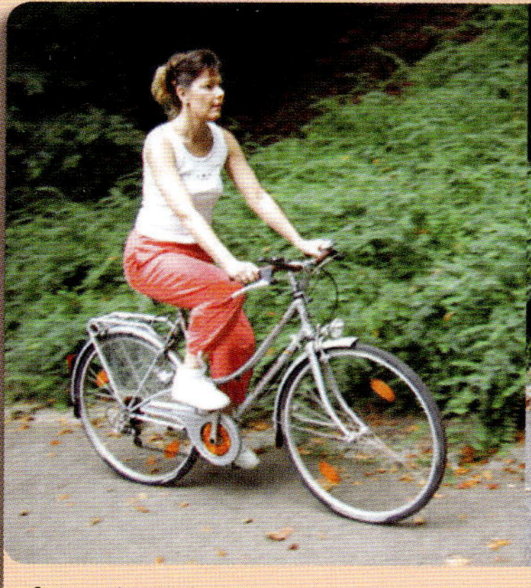

faire du vélo
Fahrrad fahren
ركوب الدراجة الهوائية

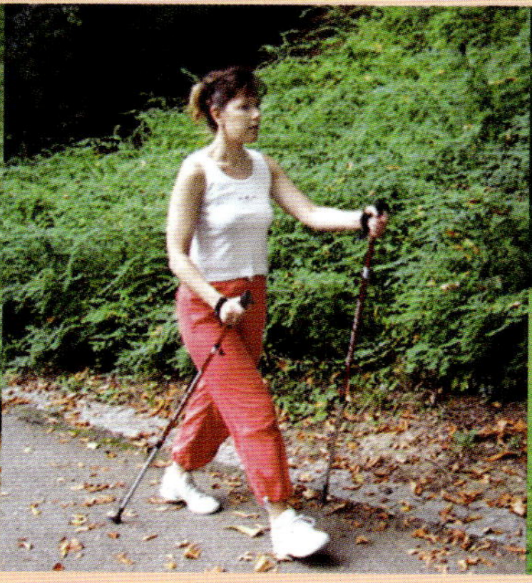

marcher
Walken
مشي

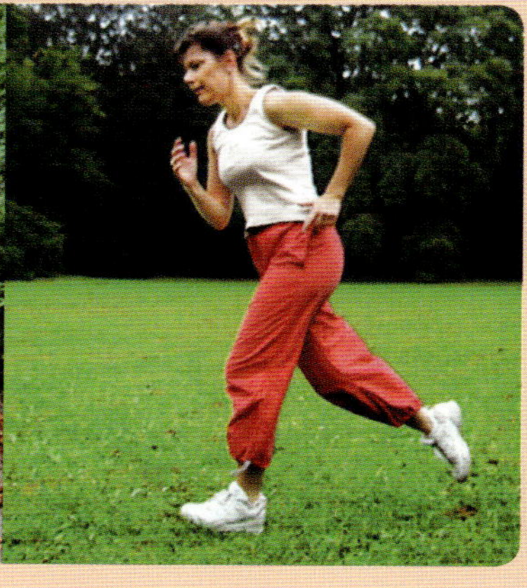

courir
Joggen
جري

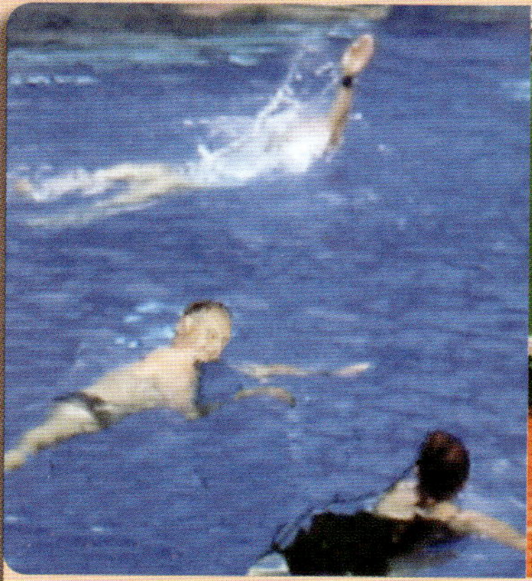

nager
Schwimmen
سباحة

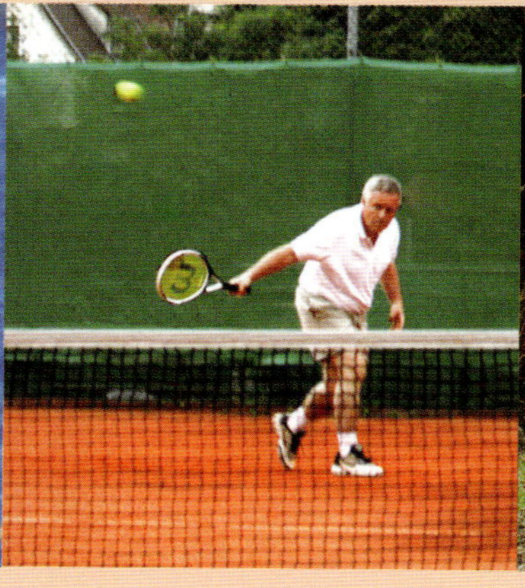

tennis
Tennis
تنس أرضي

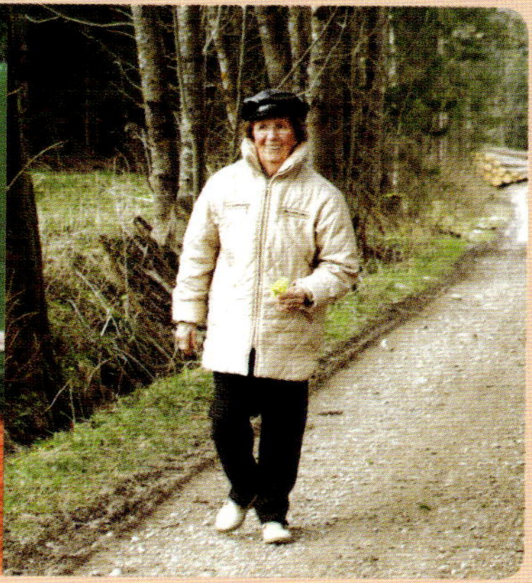

mouvement/marcher
Bewegung/Gehen
نزهة / حركة

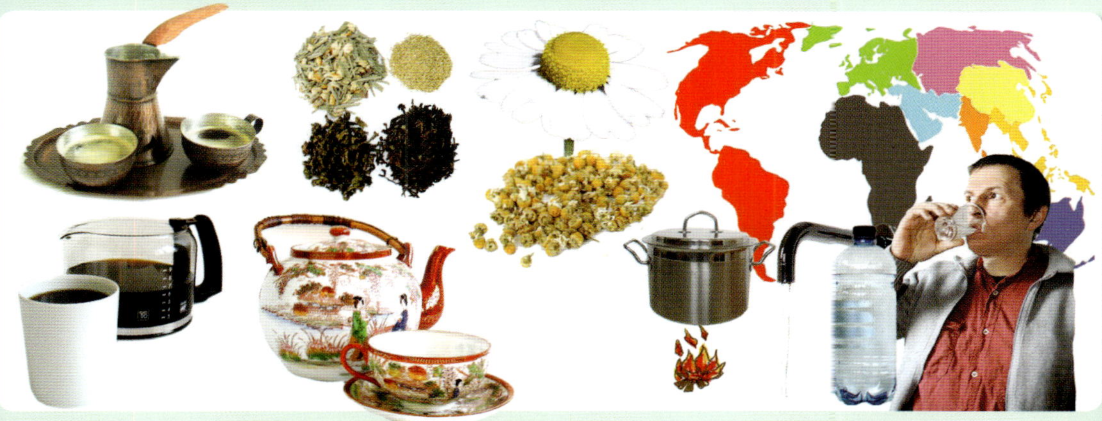

café	thé	eau	saoûl où?	bouilli?
Kaffee	Tee	Wasser	Wo getrunken?	abgekocht?
قهوة	شاي	ماء	أين شربت؟	مغلي؟

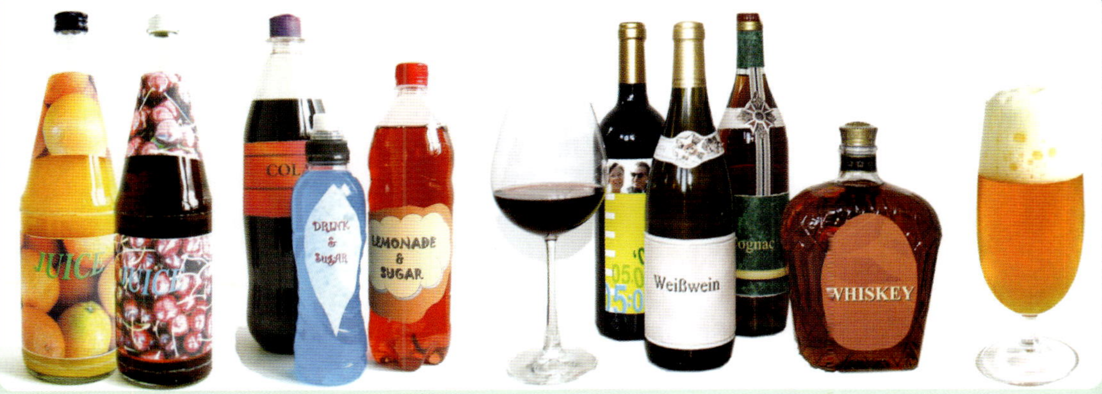

jus	avec du sucre	vin rouge	vin blanc	vodka whisky … bière
Obstsaft	mit Zucker	Rotwein	Weißwein	Wodka Whisky … Bier
عصير فواكه	مع سكر	نبيذ أحمر	نبيذ أبيض	بيرة… ويسكي فودكا

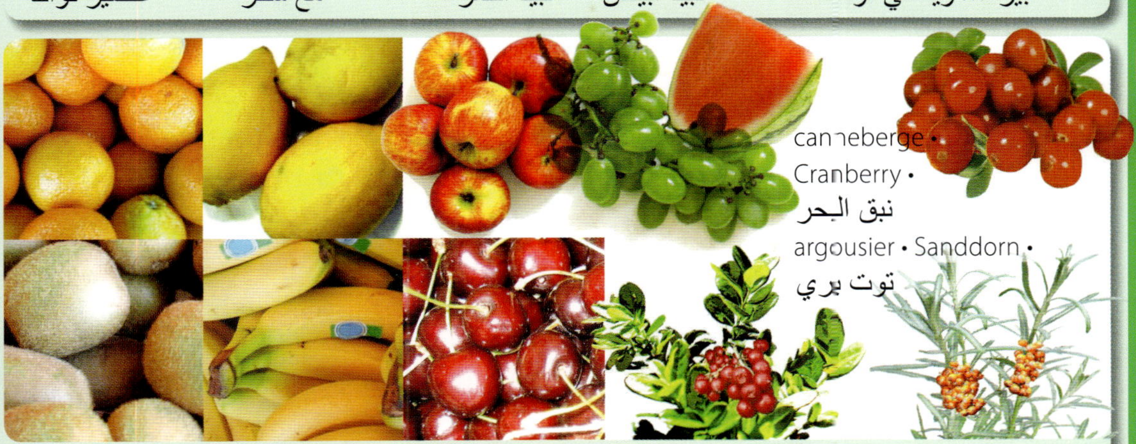

canneberge • Cranberry • نبق البحر
argousier • Sanddorn • توت بري

fruit: fruits citriques – banane – pomme – raisin – melon – fruits roujes – airelle
Obst: Zitrusfrüchte – Bananen – Apfel – Weintrauben – Melone – rotes Obst – Preiselbeere
فواكه: توت بري فاكهة حمراء شمام عنب تفاح موز حمضيات

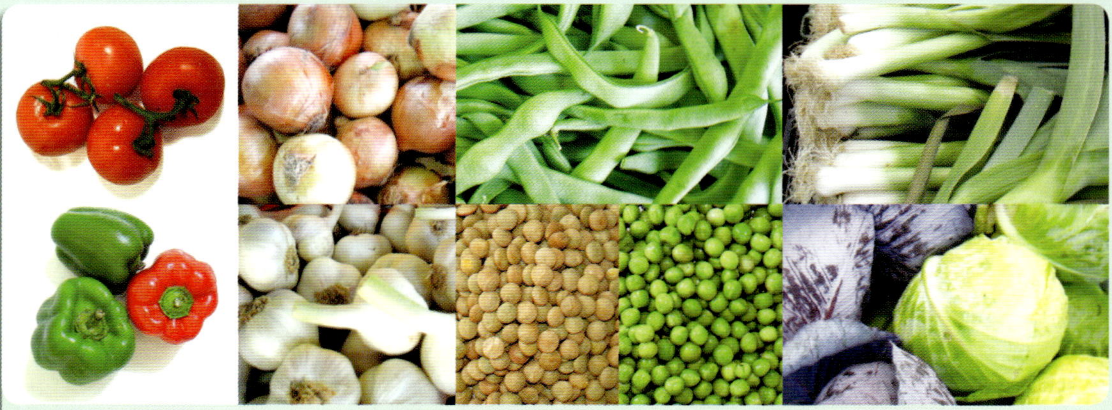

légumes/salades
Gemüse/Salat
خضروات / سلطة

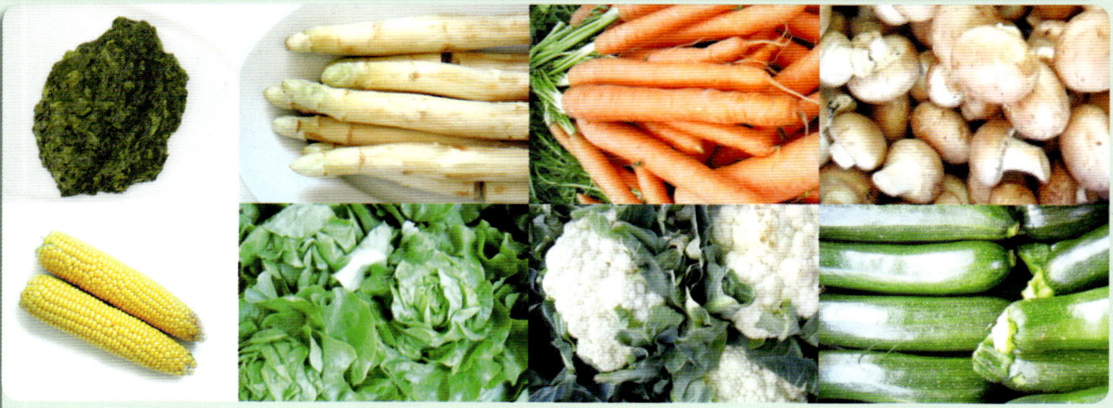

légumes/salades
Gemüse/Salat
خضروات / سلطة

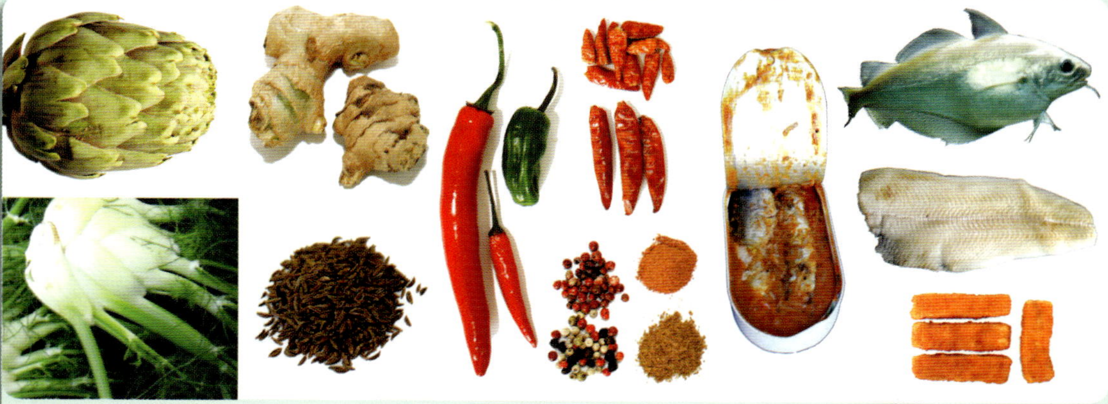

artichaut	fenouil	gingembre	cumin	chaud	poisson
Artischocke	Fenchel	Ingwer	Kümmel	Scharfes	Fisch
شوك أرضي	شومر	زنجبيل	شومر	حار	سمك

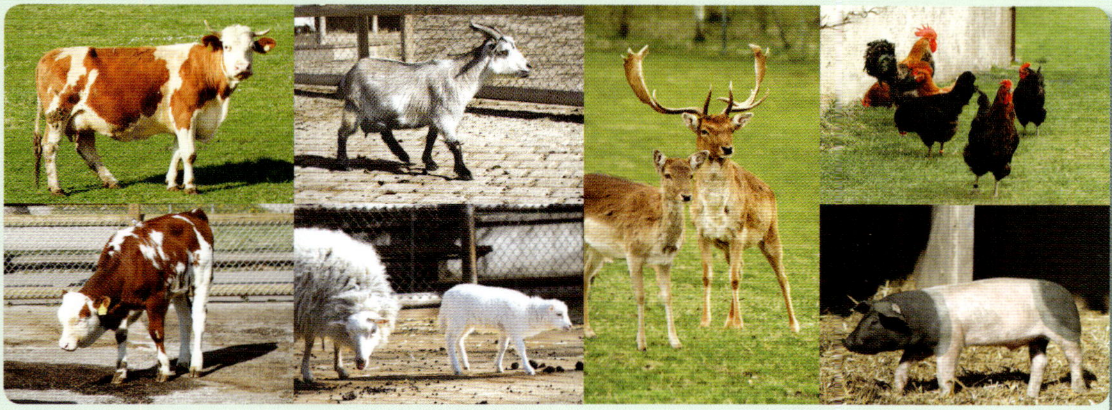

vache – veau	chèvre oveille – agneau	gibier	volaille	cochon
Kuh – Kalb	Ziege Schaf – Lamm	Wild	Geflügel	Schwein
بقر عجل	ماعز خروف حمل	بري	دواجن	خنزير

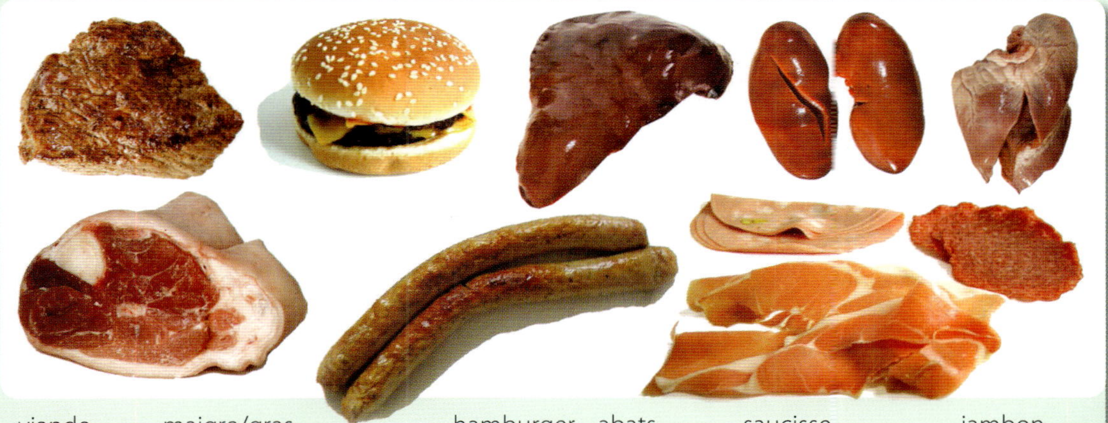

viande	maigre/gras	hamburger	abats	saucisse	jambon
Fleisch	mager/fett	Burger	Innereien	Wurst	Schinken
لحم	دسم/قليل الدسم	برجر	أكباد/قلوب	سجق	لحم خنزير

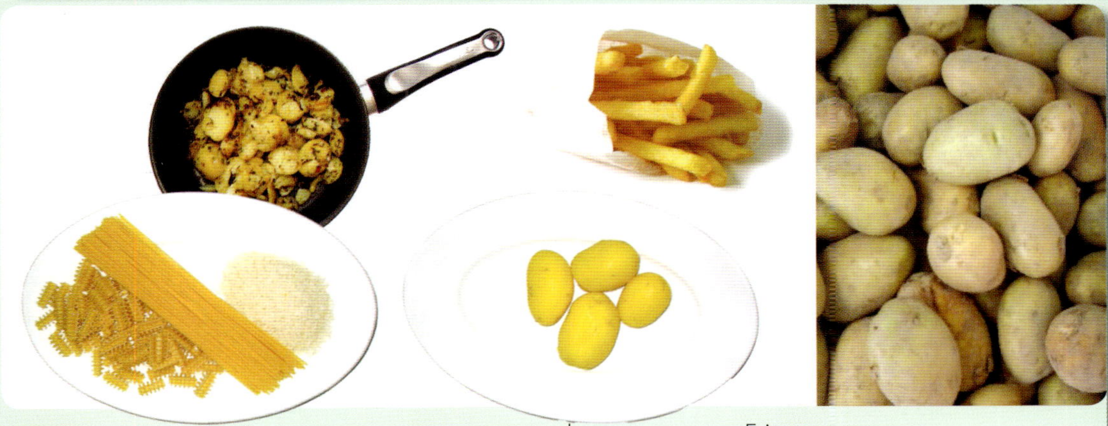

pasta	riz	pommes de terre	Frites
Nudeln	Reis	Kartoffeln	Pommes frites
معكرونة	رز	بطاطا	بطاطا مقلية

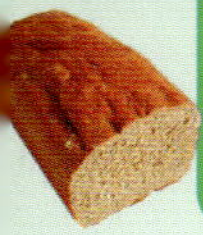

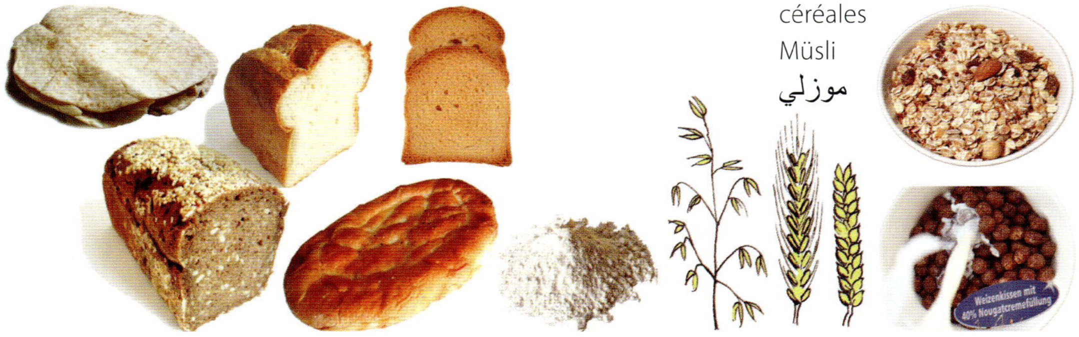

pain au blé complet	pain blanc	biscotte	blé	seigle	avoine	chococrispies
Vollkornbrot	Weißbrot	Zwieback	Weizen	Roggen	Hafer	Schokoflakes
خبز أسود	خبز أبيض	بقسماط/قرشلة	قمح	شعير	الشوفان	رقائق الشوكولاطة

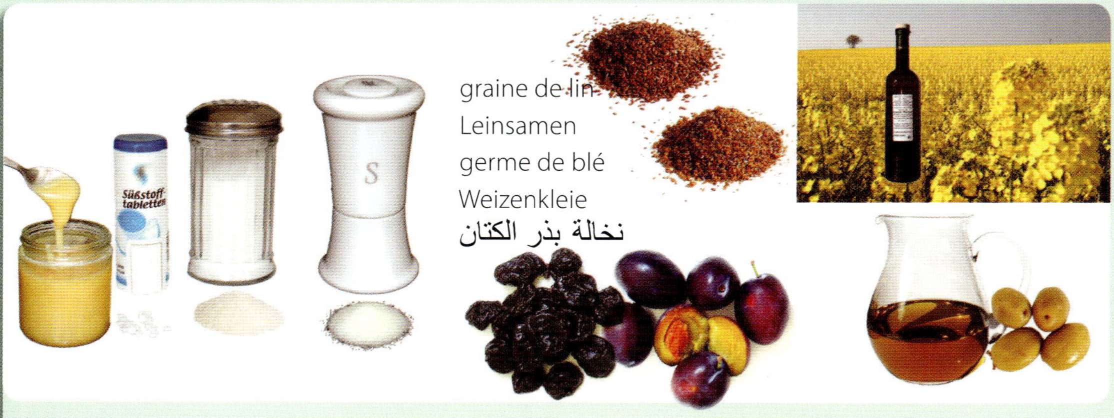

édulcorant	sel	pruneau/prune	huile de colza/ huile d´olive
Süßstoffe	Salz	Back-/Pflaumen	Rapsöl/Olivenöl
مادة محلية/سكارين	ملح	برقوق/برقوق مجفف	زيت نباتي(لفت شلجم)/زيت زيتون

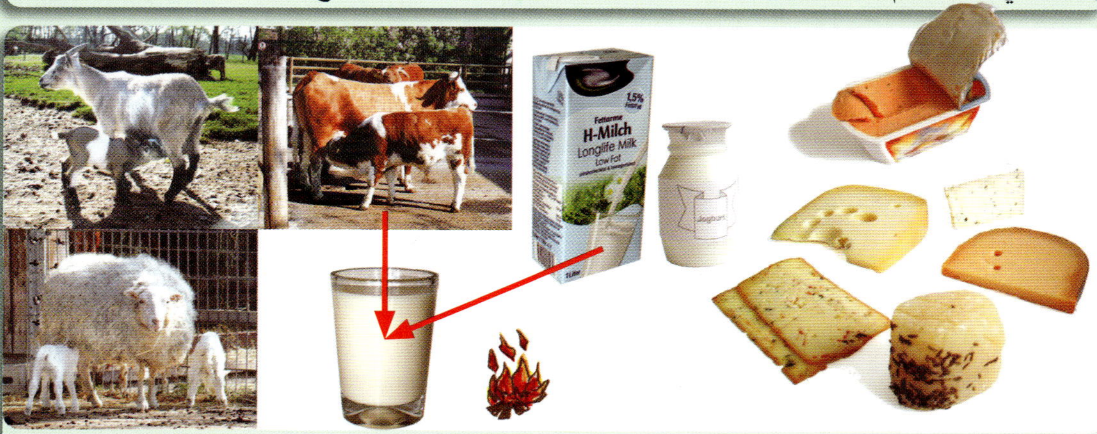

lait	pasteurisé	produits laitiers: p. ex. fromage – yaourt
Milch	pasteurisiert/erhitzt	Milchprodukte: z. B. Käse – Joghurt
حليب	مبستر/مسخن	منتجات الألبان: مثل الجبن – لبن

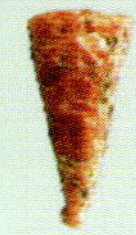

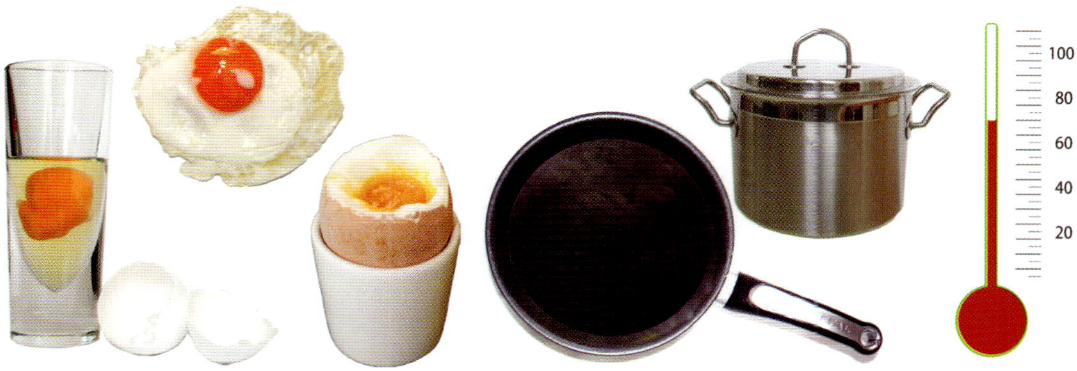

oeufs
Eier
بيض

pain
Bratpfanne
مقلاة

casserole
Kochtopf
طنجرة الطبخ

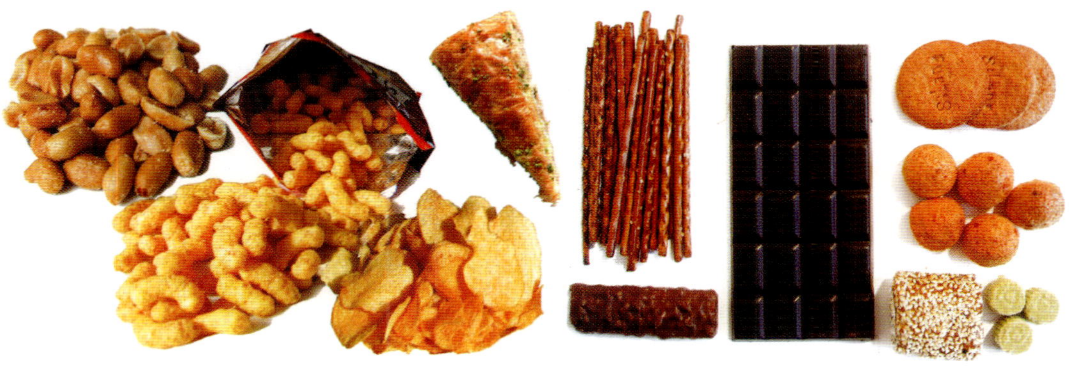

noix
Nüsse
جوز

flips
Flips
بمبا

chips
Chips
شيبس

gâteau
Kuchen
كعكة (تورتة)

chocolat
Schokolade
شوكولاتة

sucreries
Süßigkeiten
حلويات

BE-TABELLE

Nährmittel	1 BE
Kartoffeln	
Kartoffeln	80 g
Kartoffelbrei	100 g
Pommes Frites	35 g
Hülsenfrüchte	90 g
Rote Beete	140 g
Brot	
Brötchen	25 g
Toast	25 g
Weizenmischbrot	25 g
Vollkornbrot	30 g
Milch und Milchprodukte	
Vollmilch 3,5%	¼ l
Obst	
Ananas	90 g
Apfel	100 g
Apfelsine	180 g
Erdbeeren	200 g
Himbeeren	200 g
Honigmelone	130 g
Kirschen	110 g
Kiwi	120 g
Wassermelone	250 g
Weintrauben	80 g

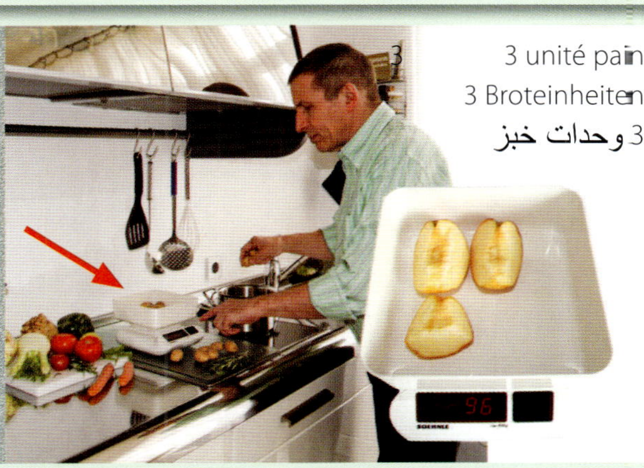

3 unité pain
3 Broteinheiten
3 وحدات خبز

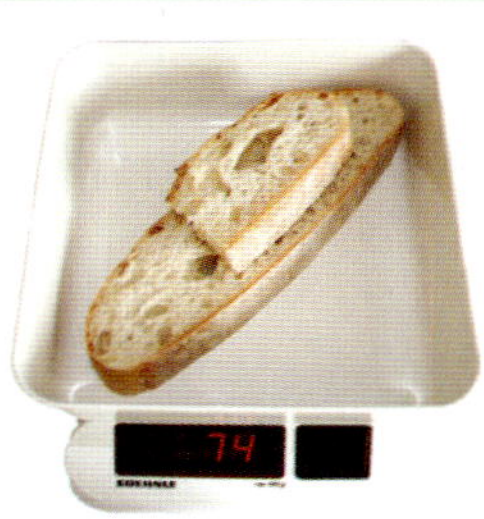

1 unité pain
1 Broteinheit = 1 BE
1 وحدة خبز

diabétiques: pesez la nourriture en accord à l´echelle d'équivalence des glucides
Diabetiker: Essen z. T. abwiegen nach Broteinheiten-Tabelle
مريض السكري يتم موازنة أكله نسبياً حسب جدول وحدات الخبز

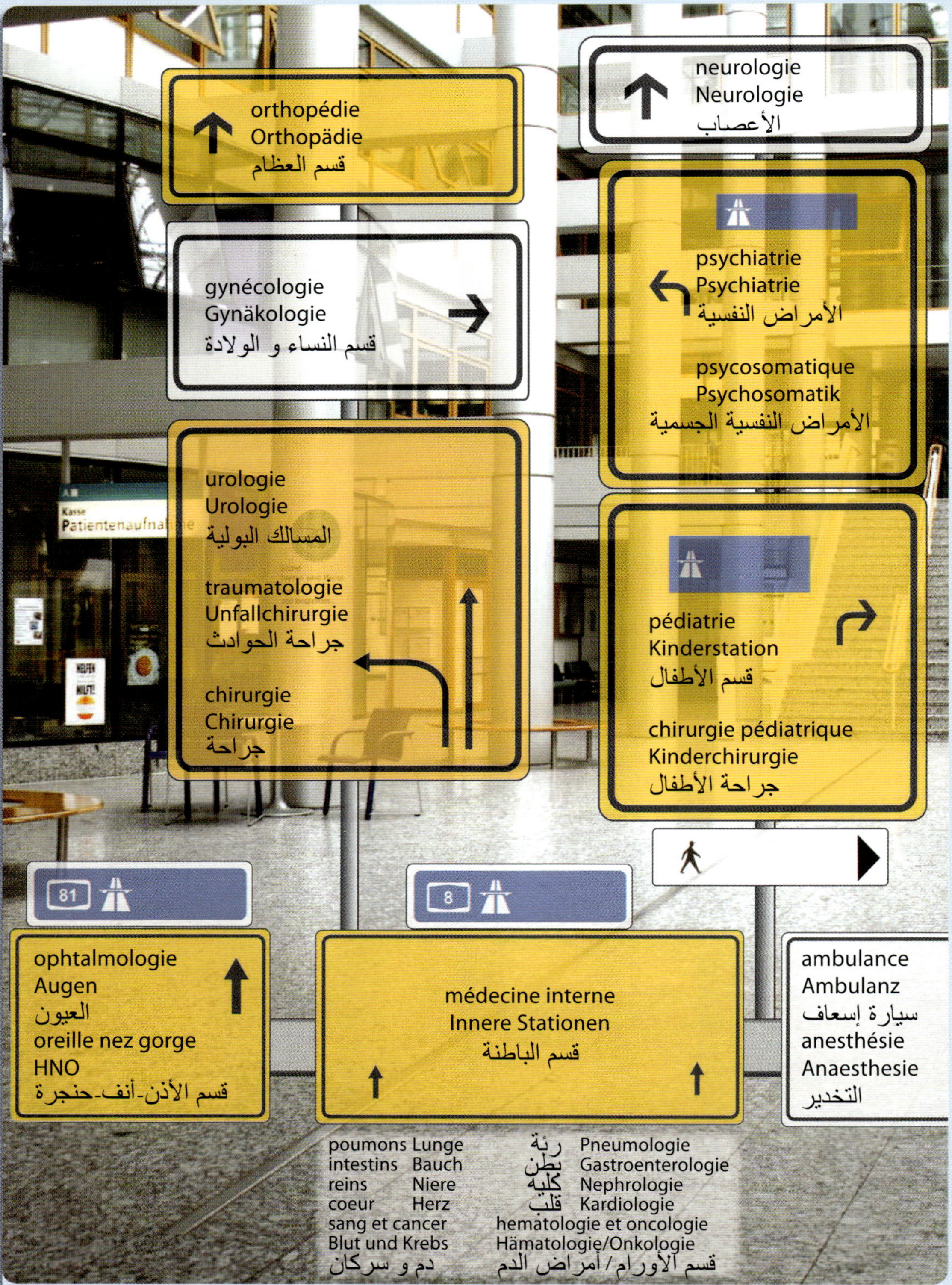

Où est …?

Wo ist …?

أين…؟

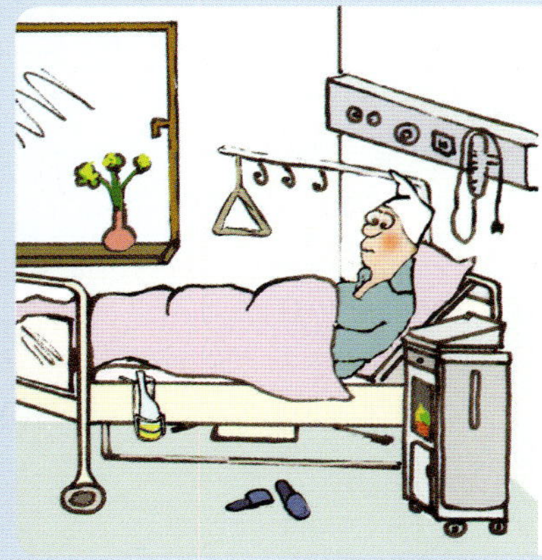

hospitalisé
stationär
مع إقامة في المستشفى

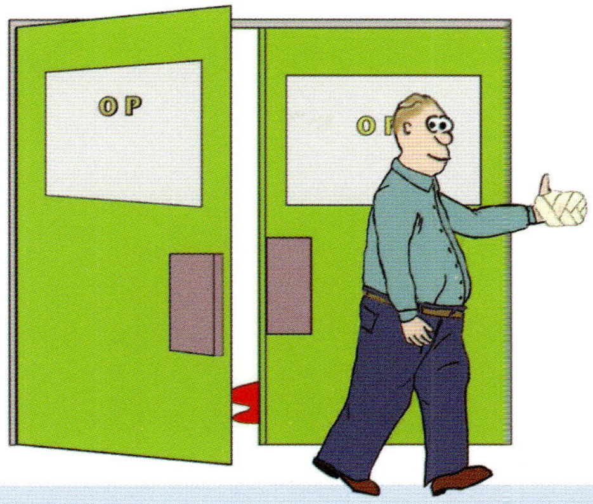

ambulant
ambulant
بدون إقامة في المستشفى

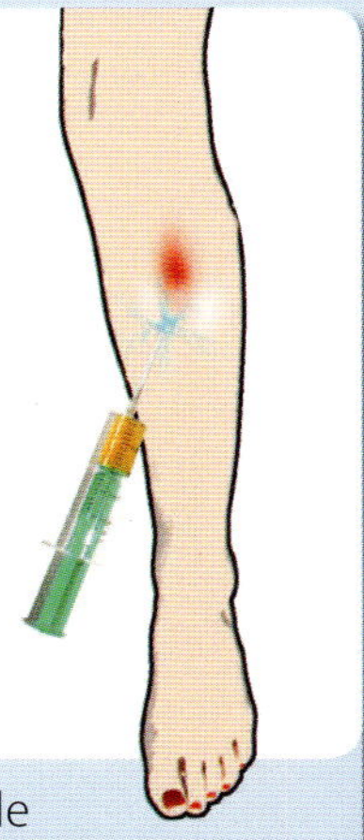

anesthésie locale
örtliche Betäubung
محادثة قبل التخدير الكلي

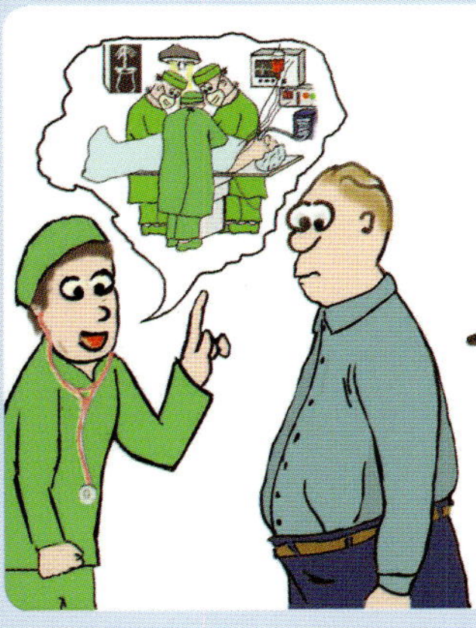

discussion préparatoire avant l'anesthésie
Narkosevorgespräch
محادثة قبل التخدير الكلي

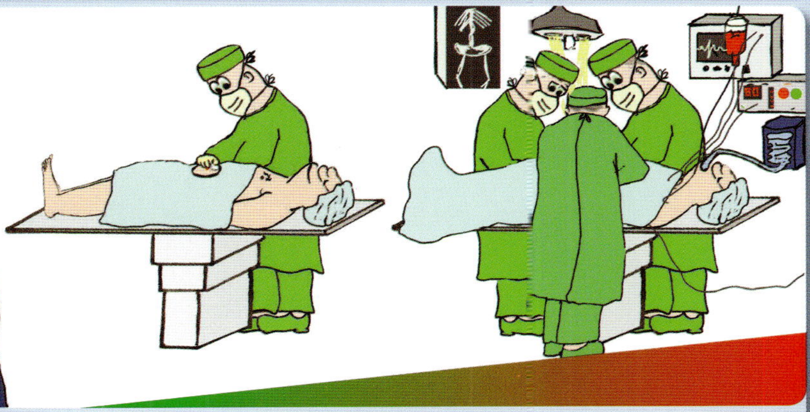

opération:	petit	moyen	grand
Operation:	klein	mitte	groß
عملية جراحية:	صغير	متوسط	كبير

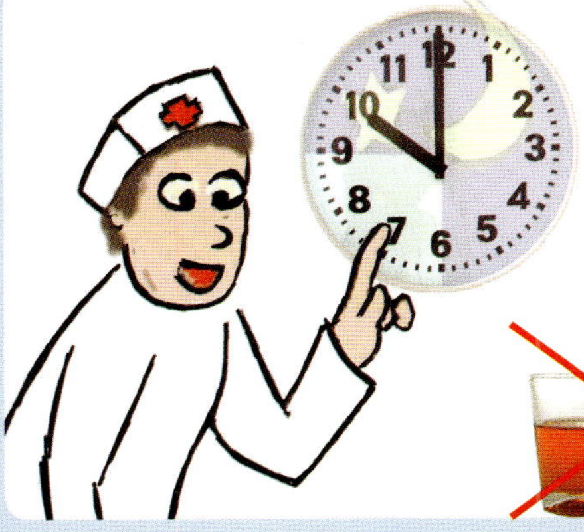

„jeûne" a partir de 10 heures du soir
„nüchtern" ab 22 Uhr
صائم(بدون أكل) بعد العاشرة مساءاً

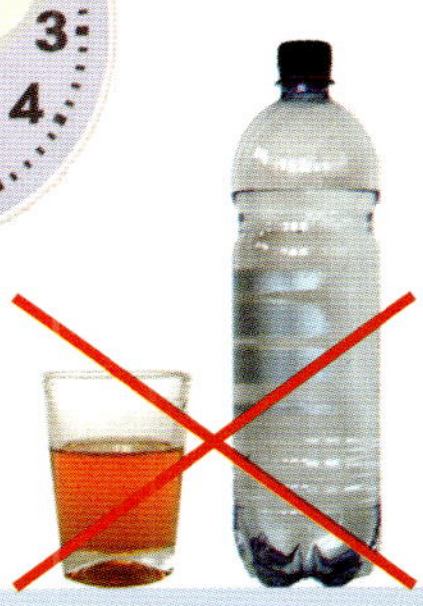

ne buvez pas
nicht trinken
عدم الشرب

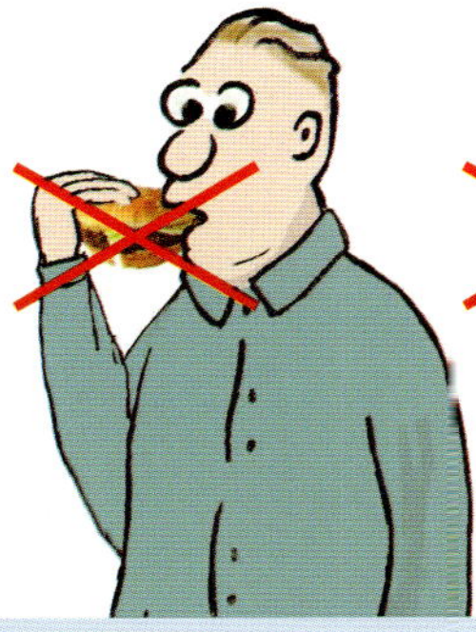

ne mangez pas
nicht essen
عدم الأكل

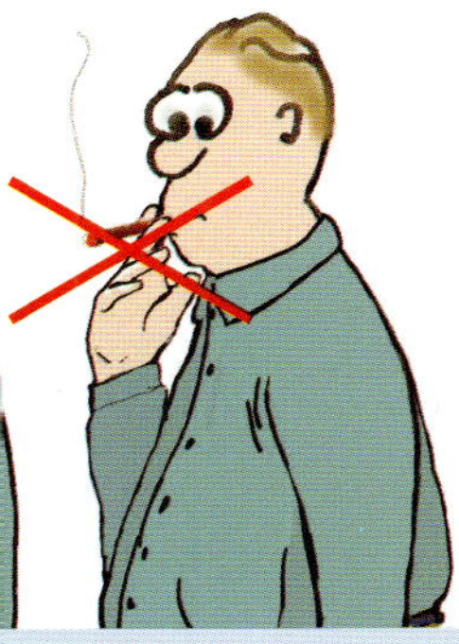

ne fumez pas
nicht rauchen
عدم التدخين

foulard
Kopftuch
حجاب

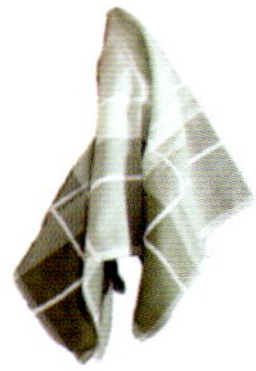

mouchoir
Taschentuch
منديل

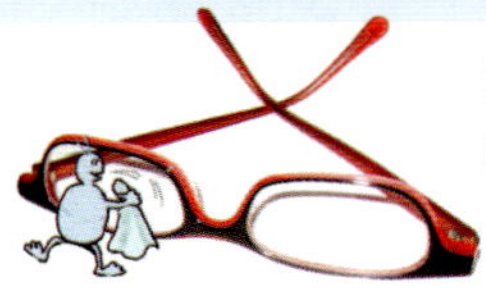

lunettes – néttoyage
Brille – putzen
نظارة – تنظيف

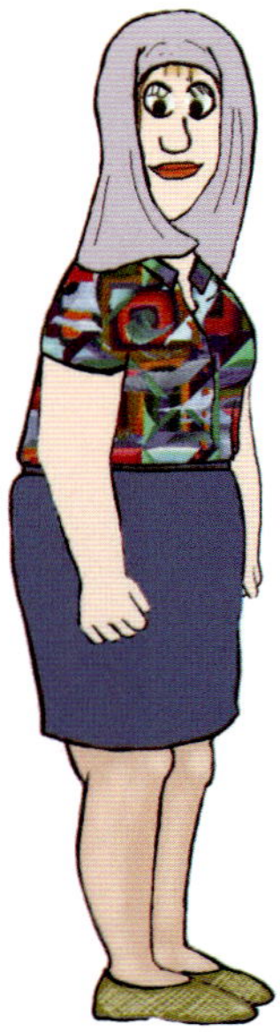

bâton
Stock
عصا

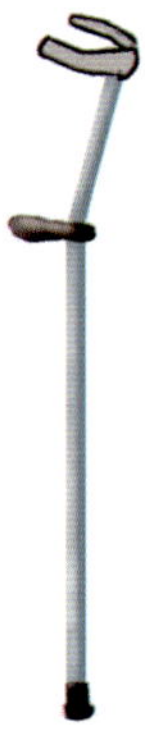

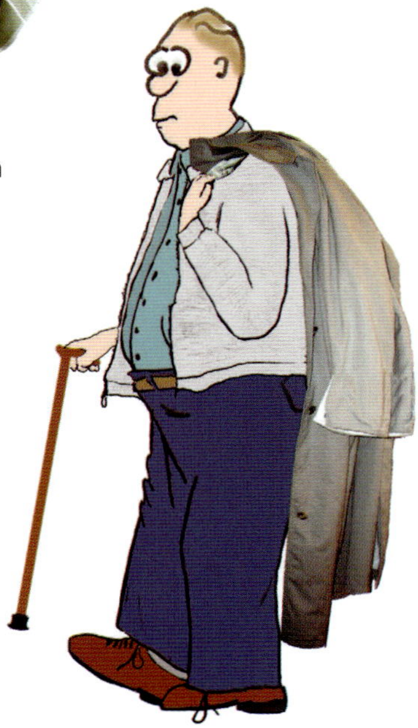

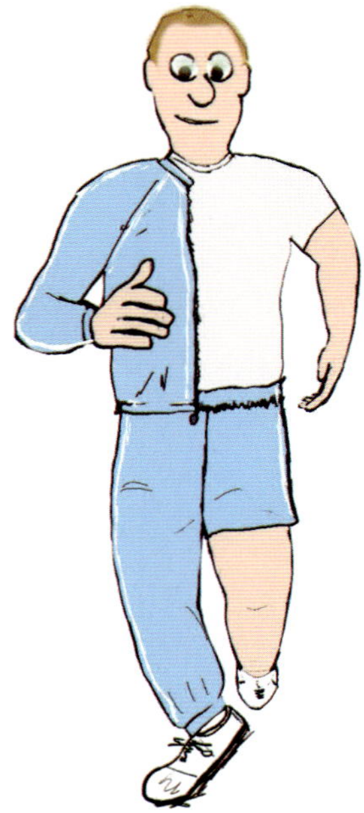

t-shirt
T-Shirt
تي شيرت

collant
Feinstrumpfhose
كلوت

chausson
Hausschuhe
حذاء منزلي

chaussures
Schuhe
حذاء

chaussure de sport
Sportschuhe
حذاء رياضي

blouse	jupe	chemise	gilet	manteau	pantalons	survêtement
Bluse	Rock	Oberhemd	Weste	Mantel	Hose	Trainingsanzug
بلوزة	تنورة	قميص	سترة	معطف	بنطال	بدلة رياضة

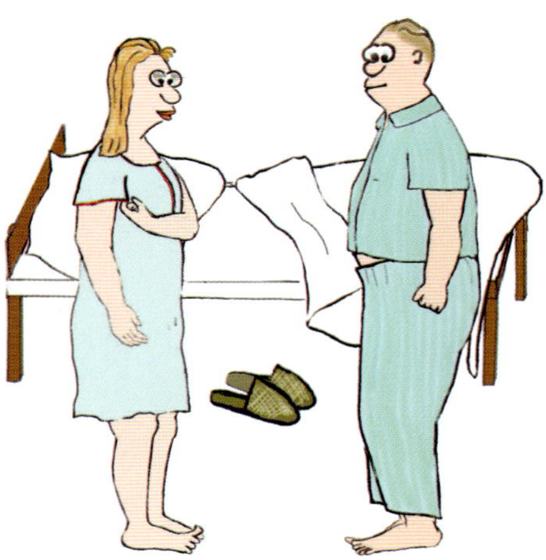

maillot de corps
Unterhemd
فانيلا

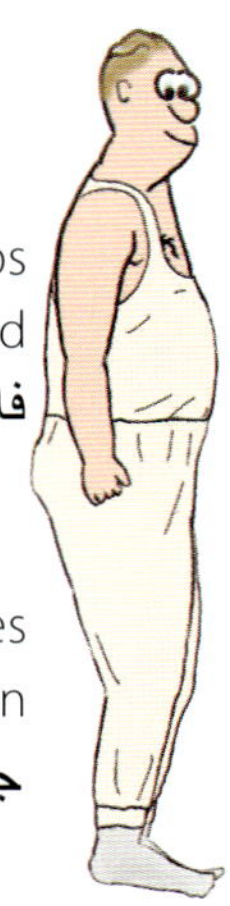

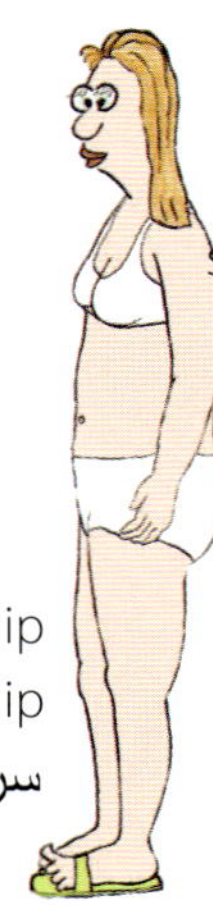

soutien-gorge
BH
حمالة الصدر

chaussettes
Socken
جوارب

slip
Slip
سراويل

tongues
Badelatschen
شبشب الحمام

chemise de nuit
Nachthemd
قميص نوم

pijama
Schlafanzug
بدلة النوم (بيجامة)

sous-vêtements
Unterwäsche
ملابس داخلية

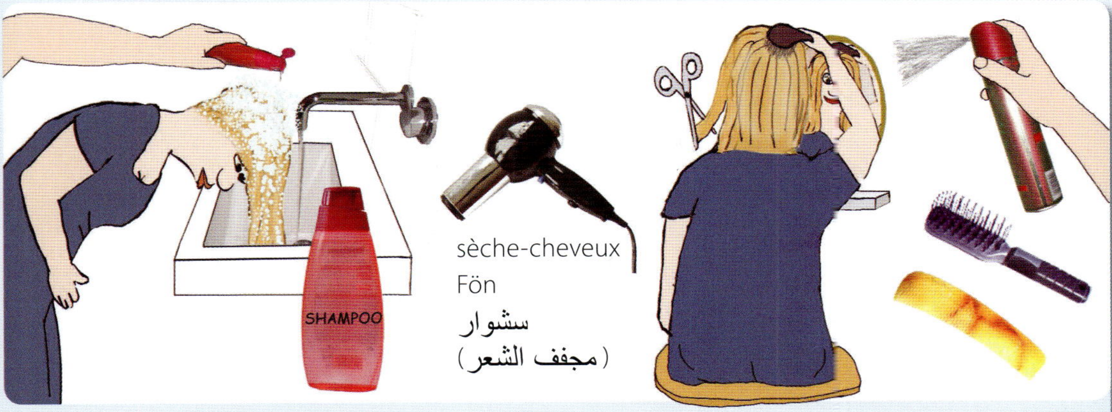
SHAMPOO
sèche-cheveux
Fön
سشوار
(مجفف الشعر)

laver les cheveux	couper	se coiffer	brosse	peigne	laque
Haare waschen	schneiden	kämmen	Bürste	Kamm	Haarspray
غسل	قص	تمشيط الشعر	فرشاة	مشط	سبريه للشعر

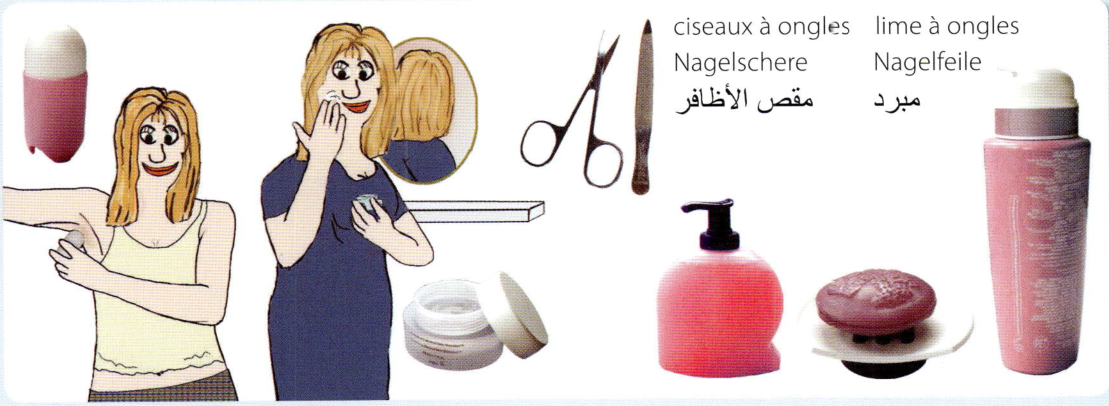
ciseaux à ongles
Nagelschere
مقص الأظافر
lime à ongles
Nagelfeile
مبرد

deodorant	crème pour le visage	savon/ gel douche	crème corporelle
Deo	Gesichtscreme	Seife/Duschgel	Körpermilch
مزيل العرق	كريم الوجه	صابون / جل الاستحمام	شامبو

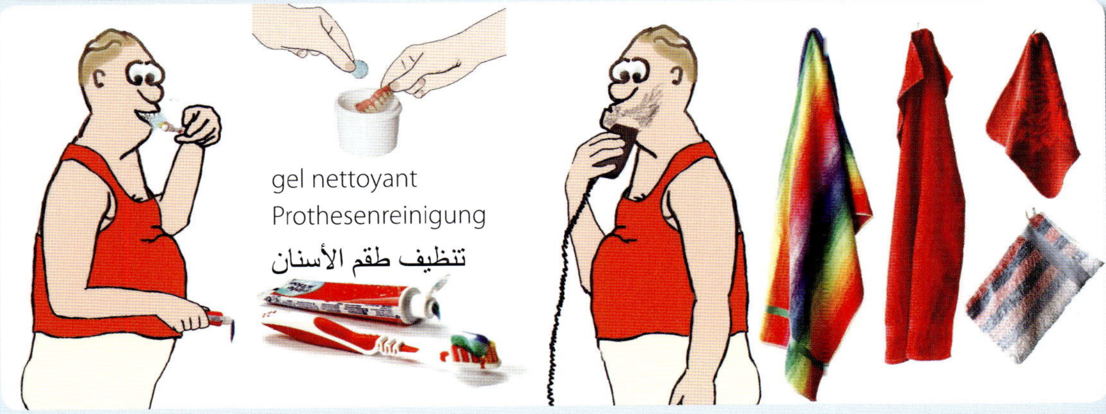

se brosser les dents	dentifrice	se raser	serviette	gant de toilette
Zähne putzen	Zahnpasta	rasieren	Handtuch	Waschlappen
تنظيف الأسنان	معجون أسنان	حلاقة	منديل للغسيل	فوطة(بشكير)

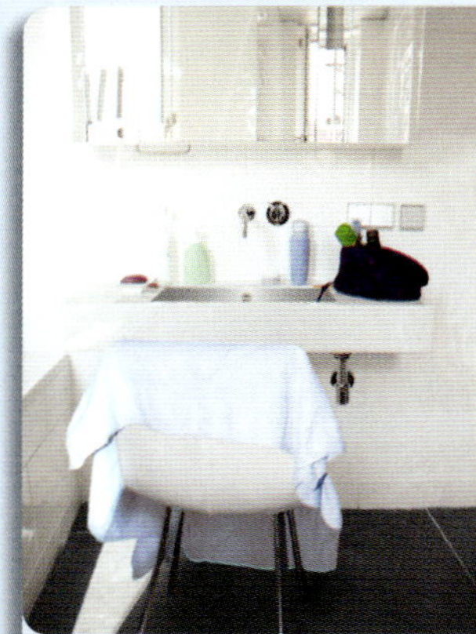

lavabo
ans Waschbecken
على المغسلة

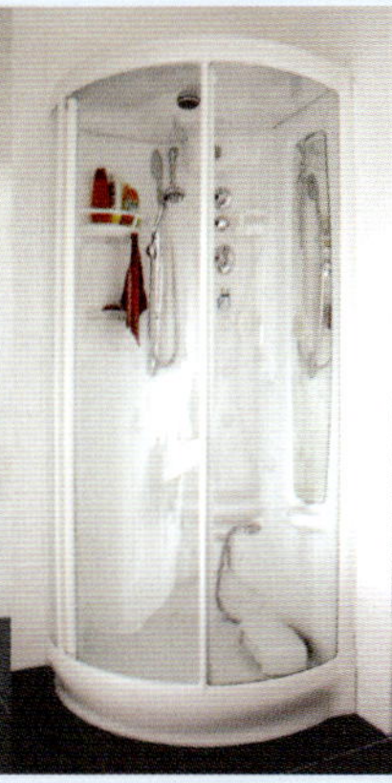

douche
duschen
الاستحمام

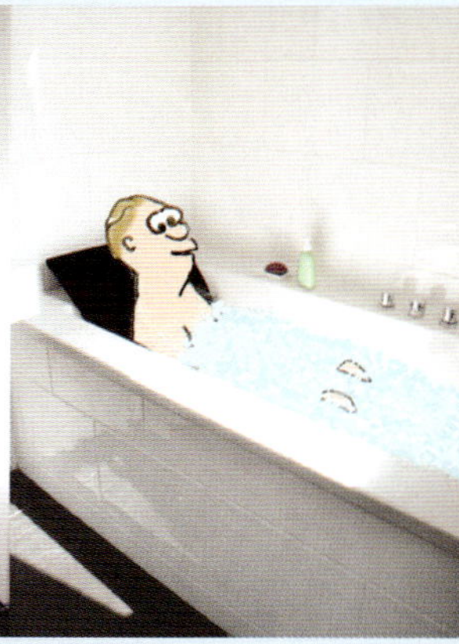

dans la baignoire
in die Wanne
إلى البانيو

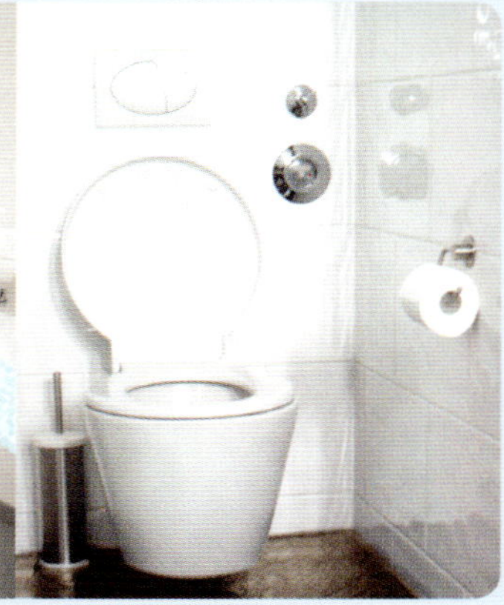

au toilette
auf die Toilette
إلى الحمام

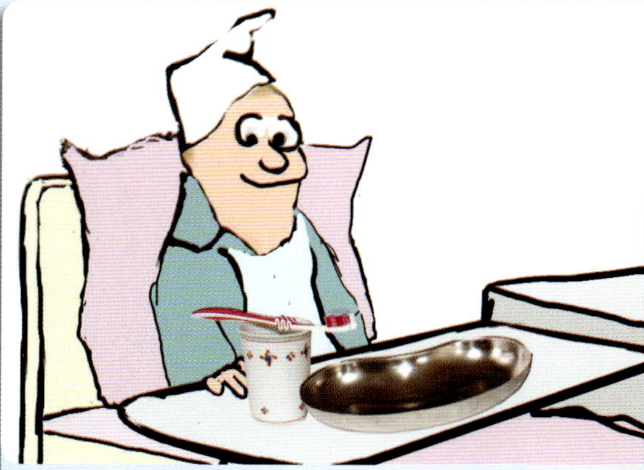

se laver les dents au lit
Zähne putzen im Bett
تنظيف الأسنان في السرير

récipient pour vomir
Nierenschale
طبق الكلى

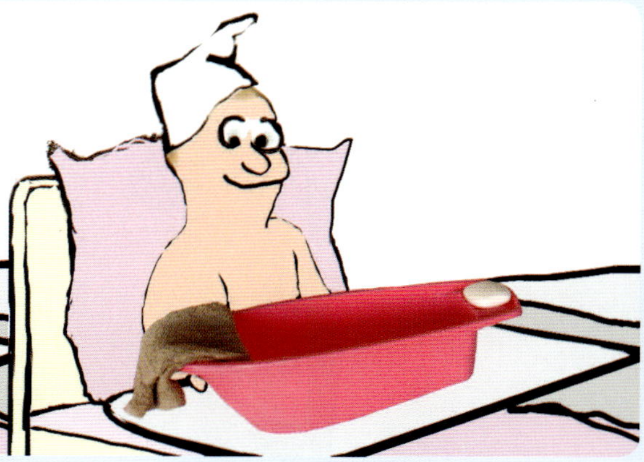

se laver au lit
Waschen im Bett
الاستحمام في السرير

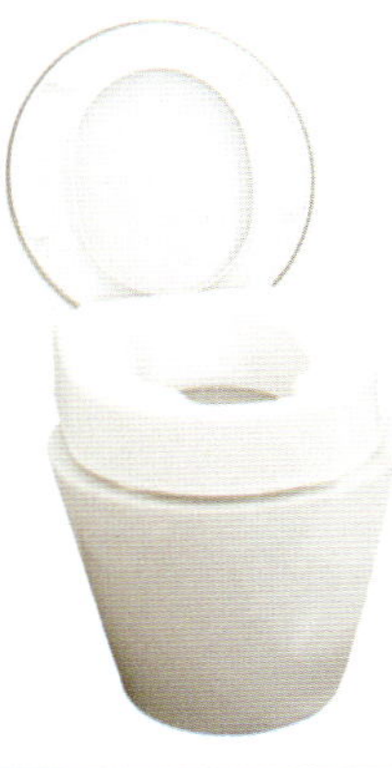

réhaussement pour les toilettes
Toilettensitzerhöhung
زيادة ارتفاع مقعد الحمام

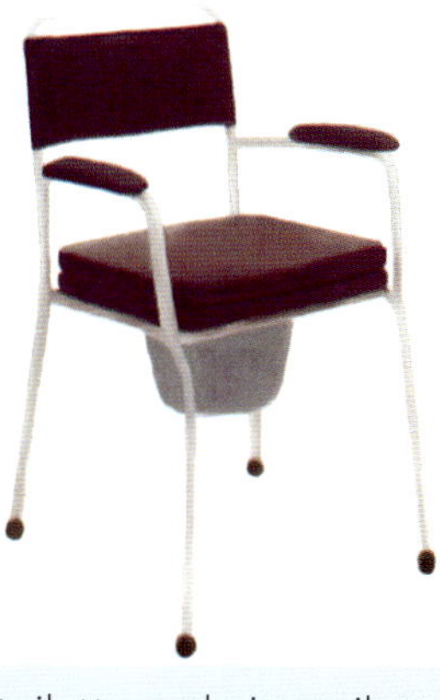

chaise-toilette
Nachtstuhl/WC-Stuhl
حمام المعاقين

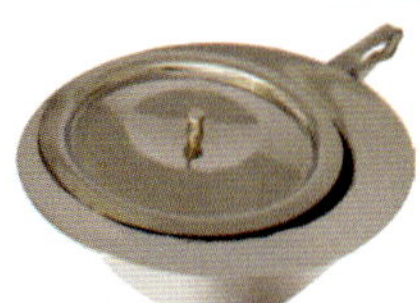

bassin hygiénique
Schieber
قعادة

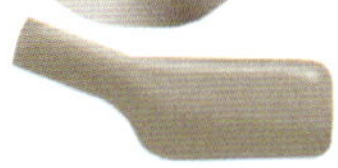

urinal
Urinflasche
مبولة

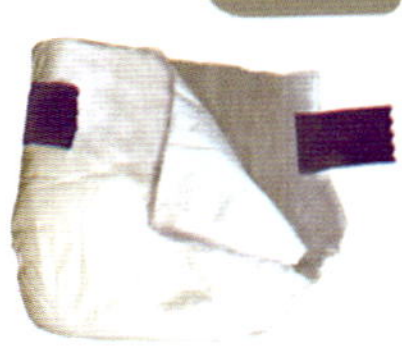

refermable
wiederverschließbar
قابل لإعادة الإغلاق

couche
Windeln
حفاضة

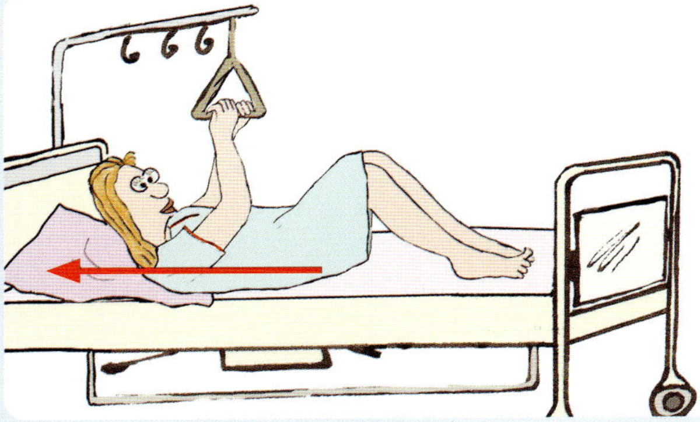
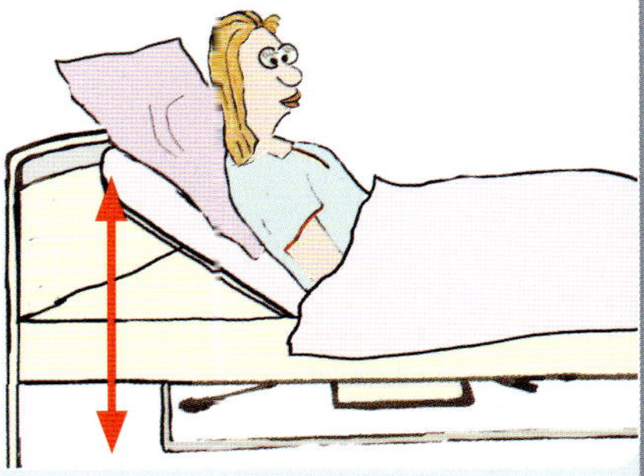

se redresser au lit:
plier les genoux – de la tête à la poitrine – pousser
im Bett hochrutschen:
Beine anziehen – Kopf auf die Brust – abstoßen
الزحف في السرير للأعلى: اسحب القدمين - الرأس على الصدر - ادفع

plus haut – plus bas
höher – tiefer
أعلى - أسفل

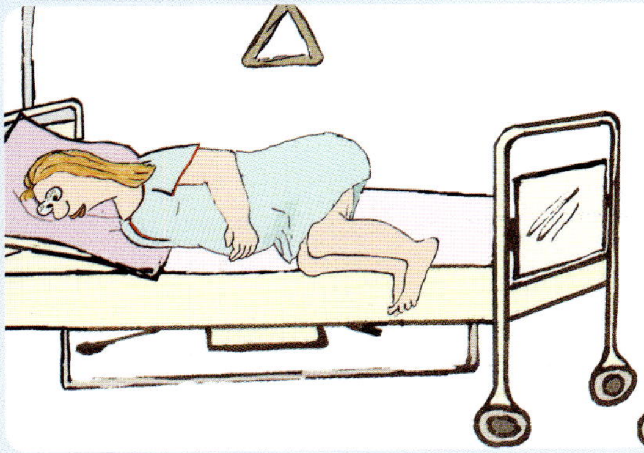
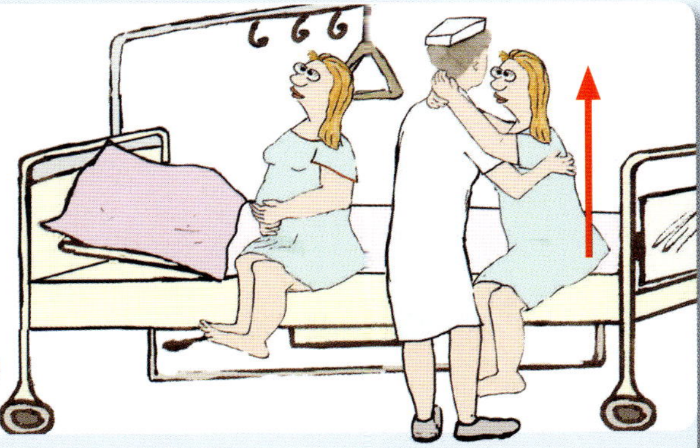

se tourner sur le côté – mains sur l´estomac
auf die Seite drehen – Hand auf den Bauch
الدوران على الجنب - اليد على البطن

lever les yeux
hochgucken
النظر للأعلى

les bras autour du cou
Arme um den Hals
الأيدي حول الرقبة

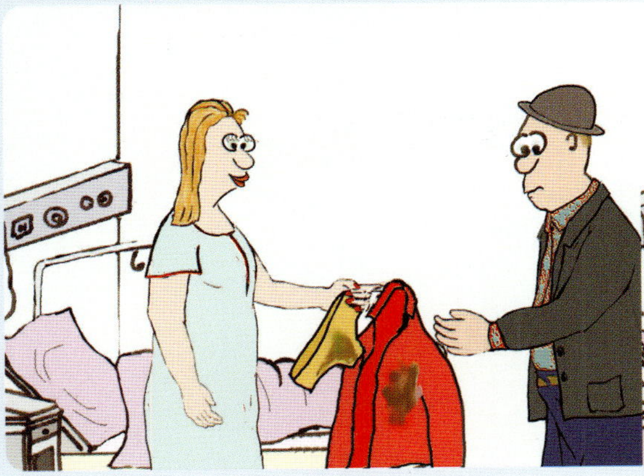
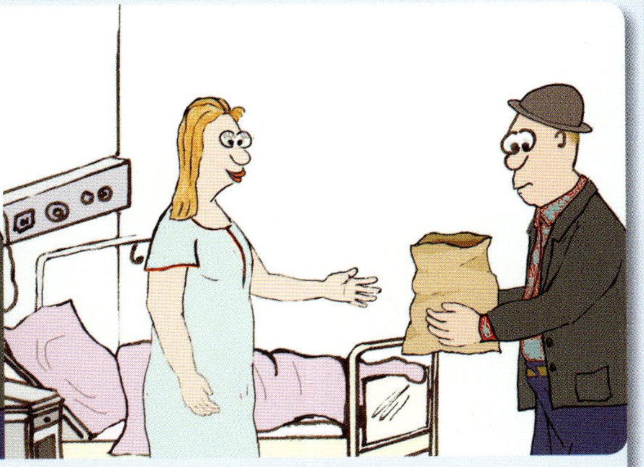

les visiteurs doivent emporter …
Besuch soll mitnehmen …
ينبغي على الزائر أن يأخذ معه …

… ammener
… mitbringen
… أن يحضر معه

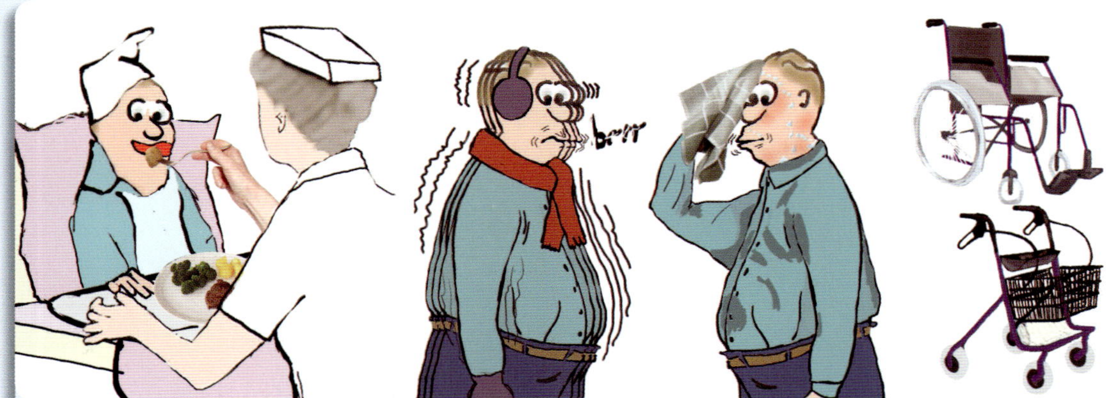

nourrir	froid	chaud	chaise roulante	déambulateur
Essen reichen – füttern	kalt	heiß	Rollstuhl	Rollator
إطعام	بارد	ساخن	كرسي متحرك	عربة التعكز

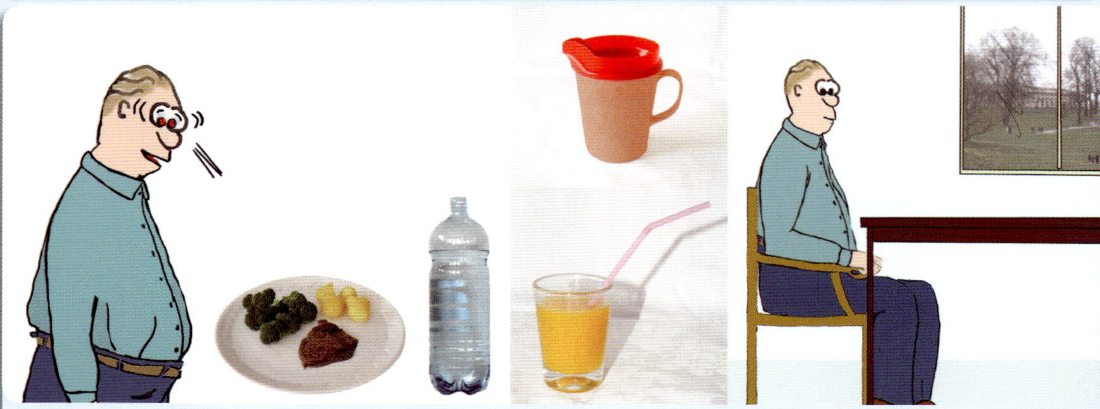

faim	soif	tasse/versoir – paille	sur la table
Hunger	Durst	Schnabeltasse – Strohhalm	an den Tisch
جوع	عطش	كأس بفتحة على شكل منقار– مصاصة(شفاطة)	على الطاولة

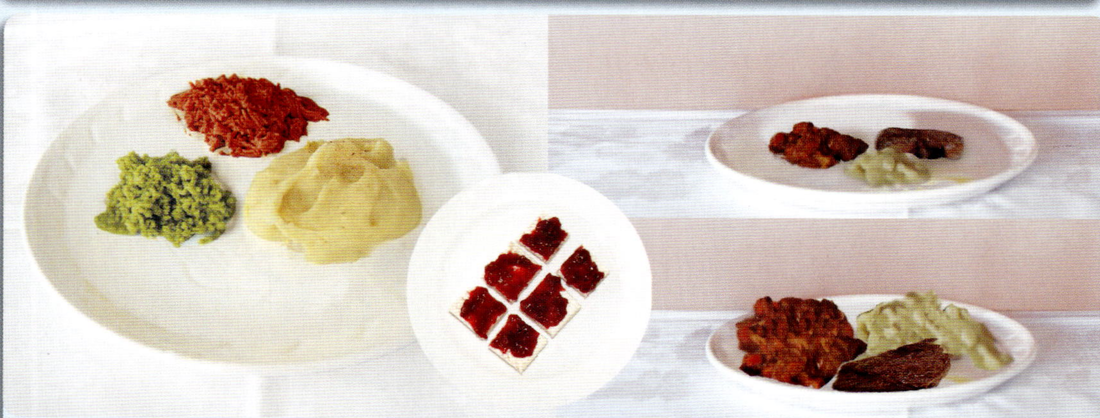

régime passé	coupure	petite portion	grosse portion
passierte Kost	Häppchen	kleine Portion	große Portion
طعام مهروس	قطعة	وجبة صغيرة	وجبة كبيرة

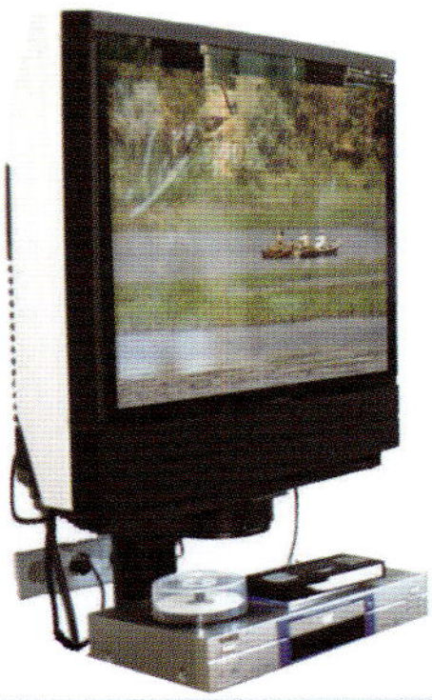
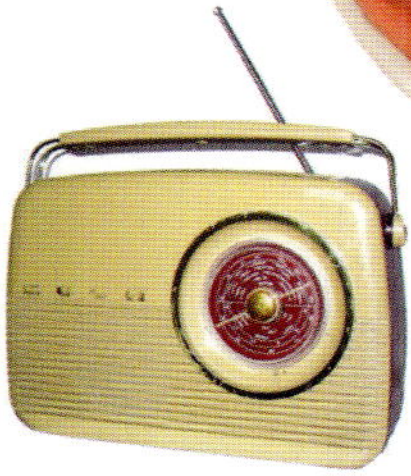
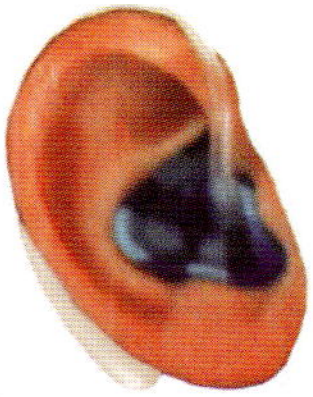
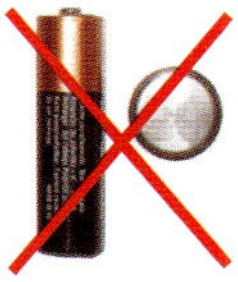

appareil acoustique – piles vides
Hörgerät – Batterien leer
سماعة الأذن - البطريات فارغة

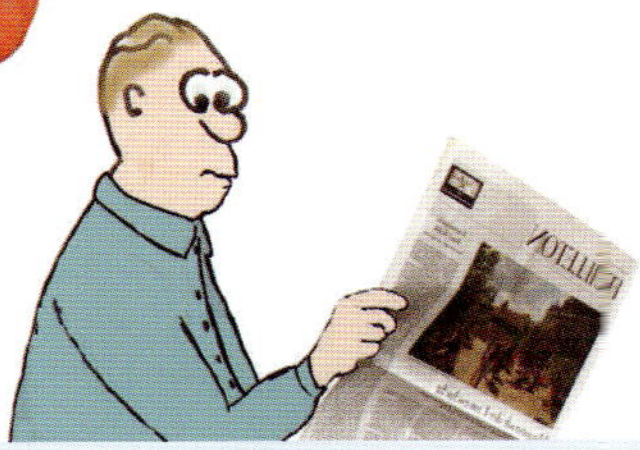
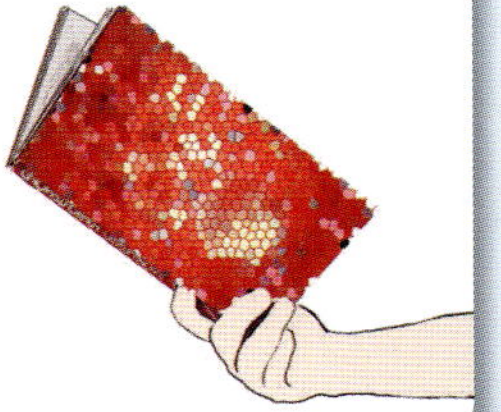

regarder la télévision
fernsehen
تلفاز

écouter la radio
Radio hören
سماع الراديو

lire le journal
Zeitung lesen
قراءة الجرائد

lire un livre
Buch lesen
قراءة كتاب

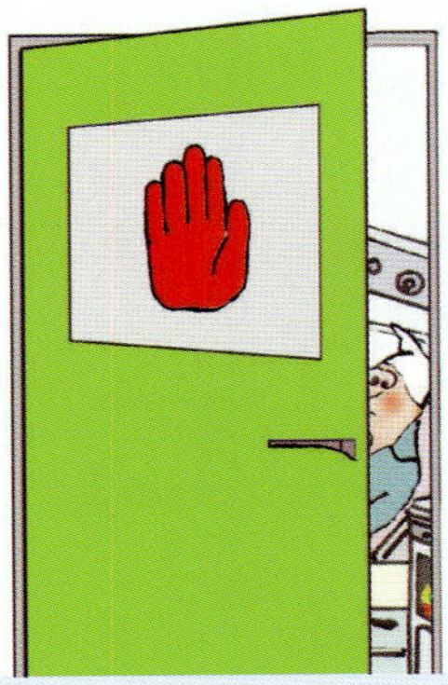
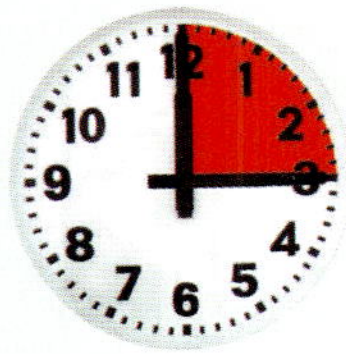
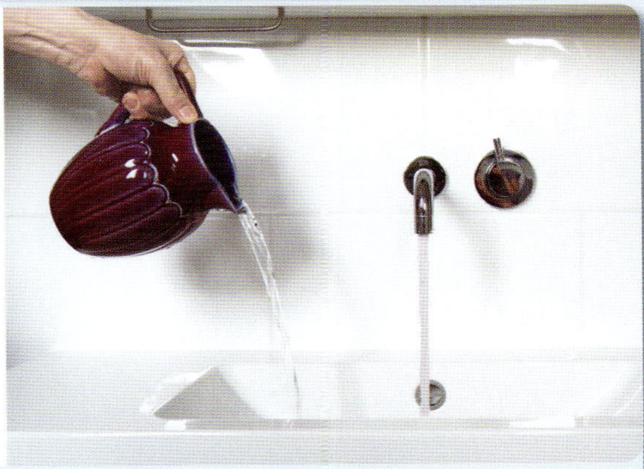

SVP, ne pas déranger!
Bitte nicht stören!
الرجاء عدم الإزعاج

eau courante
fließendes Wasser
ماء جارية

caraffe
Krug – Kanne
إبريق

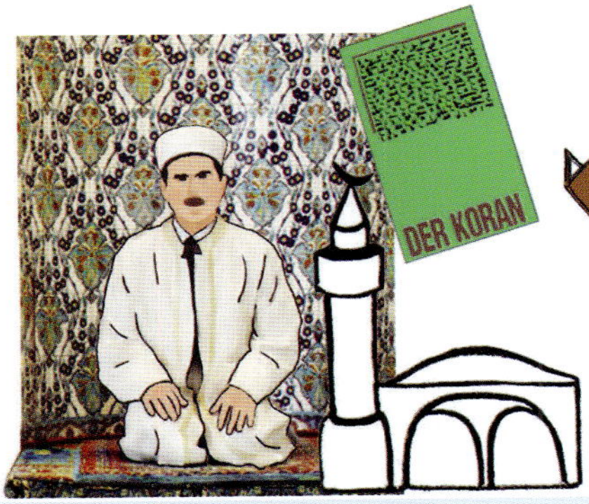

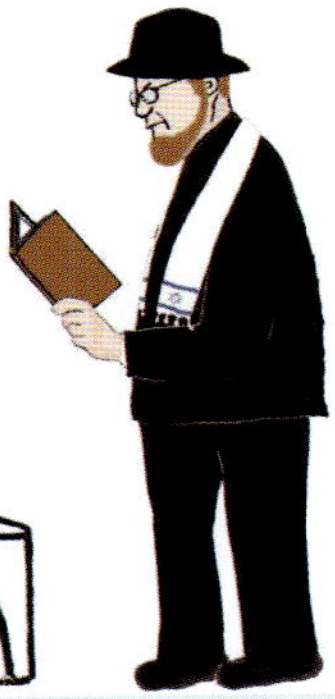
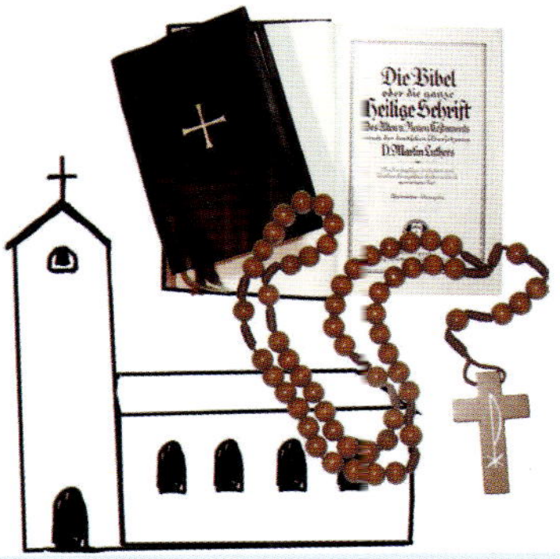

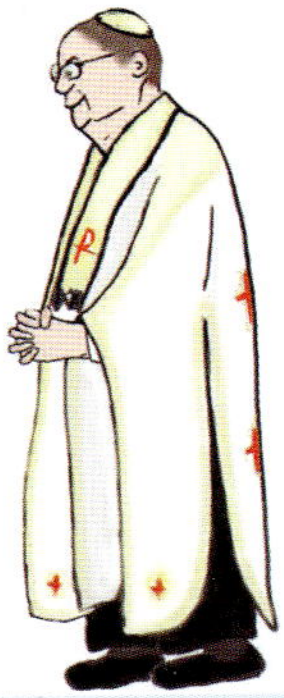

parler à un imam
Imam sprechen
الحديث إلى شيخ

dans la mosquée
in die Moschee
إلى المسجد

rabbin
Rabbi
الحبر

dans l'église
in die Kirche
إلى الكنيسة

parler à un prêtre
Priester sprechen
الحديث إلى راهب

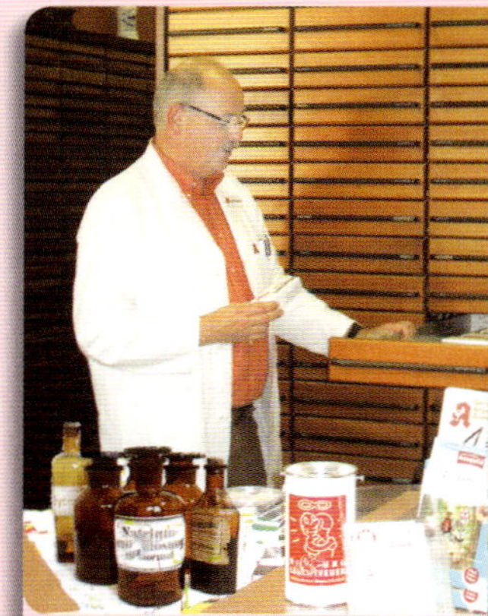

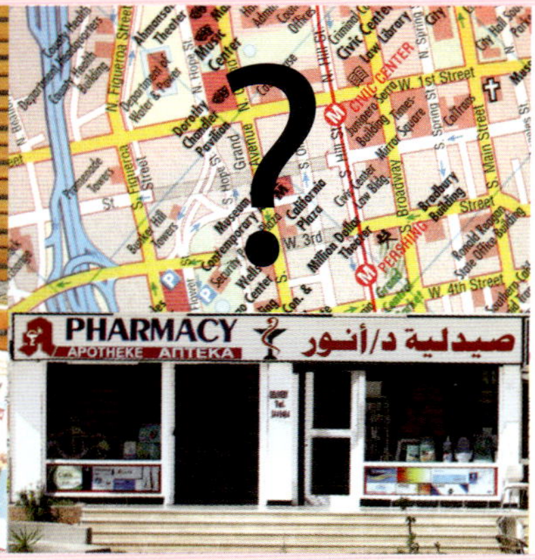

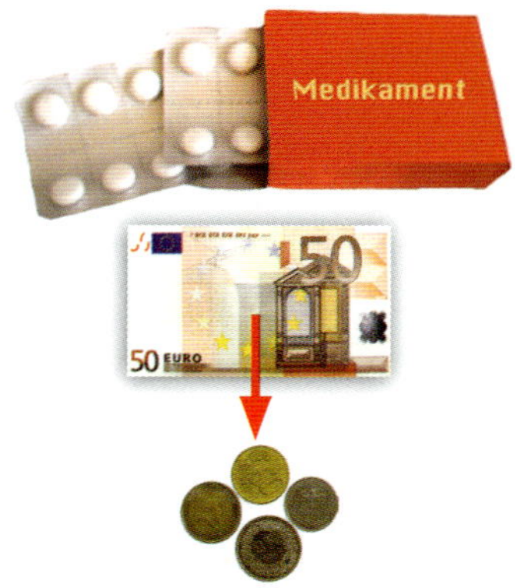

Où est-ce que je peux trouver la prochaine pharmacie?
Wo ist die nächste Apotheke?
أين أقرب صيدلية؟

Ce médicament existe-t'il moins cher?
Gibt es das (Medikament) auch billiger?
هل يوجد أرخص منه؟

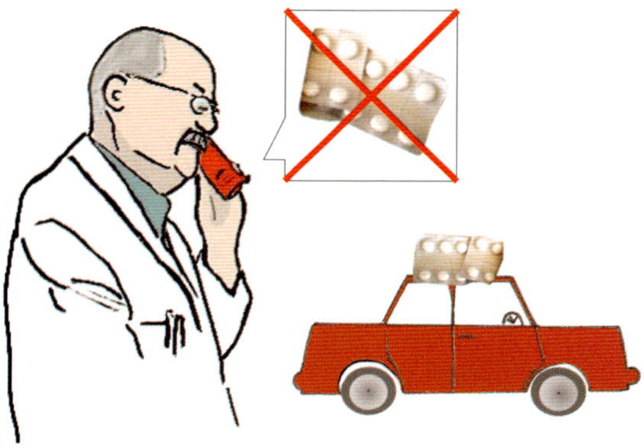

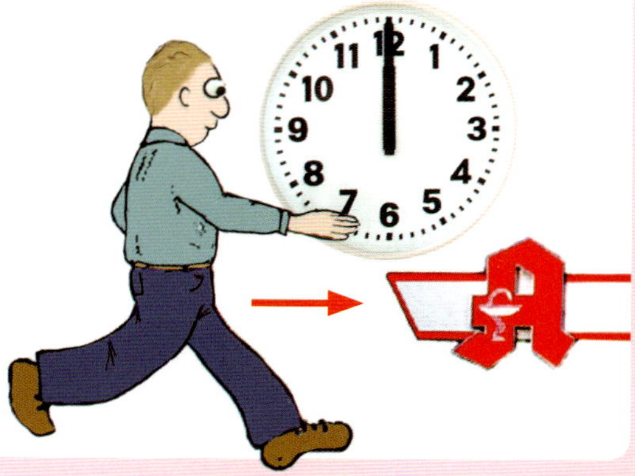

Il faut premièrement le commander.
Das müssen wir erst bestellen.
هذا يجب طلبه (التوصية عليه)

Revenez à … heures.
Wiederkommen um … Uhr.
الرجاء العودة الساعة …

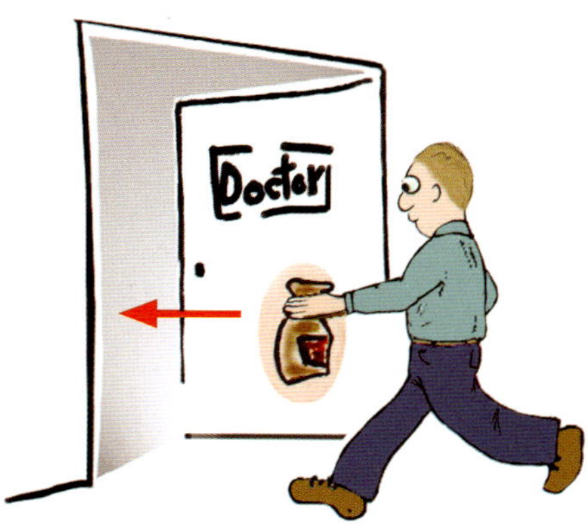

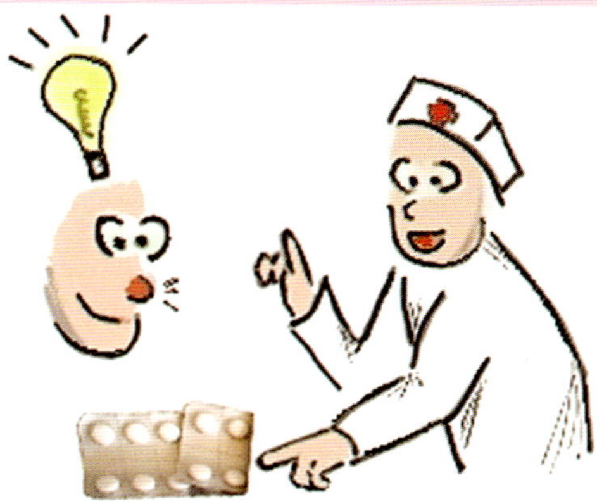

retour au médécin avec les médicaments
mit dem Medikament in die Praxis
مع الدواء إلى عيادة الطبيب

laissez vous expliquer comment ça marche
Anwendung zeigen lassen
السؤال عن طريقة الاستعمال

Couverture de l´assurance maladie

En principe, vous devriez demander à votre assurance quelle est la couverture pour voyager à l´étranger.

Trousse de voyage

en accord avec votre médecin, et en fonction de votre destination, la durée de votre voyage et votre façon de voyager.

- médicaments contre la douleur ou la fièvre p. ex.: paracetamol, diclofénaque et/ou butilscopolamine contre les crampes
- médicaments contre la diarrhée p. ex.: loperamide, rehydratation orale, gouttes anti-acidité; métoclopramide, capsules perentol, laxatifs doux
- antibiotiques à autoadministrer en cas de diarrhée sévère ou cystites
- décongestionnant, calmant pour la toux/expectorant, thermomètre
- crème pour lésions sportives p. ex.: gel diclofénaque
- pansement, gazes de 4, 6, 8 cm, bandes de 8, 10 cm
- antiséptiques, bandes adhésives, ciseaux, gants
- médicaments personnels dans leur boîte respective d'origine avec une copie de l´ordonnance, une lettre du médecin sur votre médication spéciale, et vos injections nécessaires, en accord avec la reglémentation d´importation
- lunettes de remplacement, lunettes de soleil, crème solaire
- préservatifs, pommade/suppositoire pour mycose vaginale
- bas de compression pour les longs voyages en avion

Questions spéciales a votre médecin

Pévention du paludisme, fièvre jaune-, hépatites-, vaccin contre la méningite?

Der Integrationsbeauftragte
der Landesregierung
Nordrhein-Westfalen

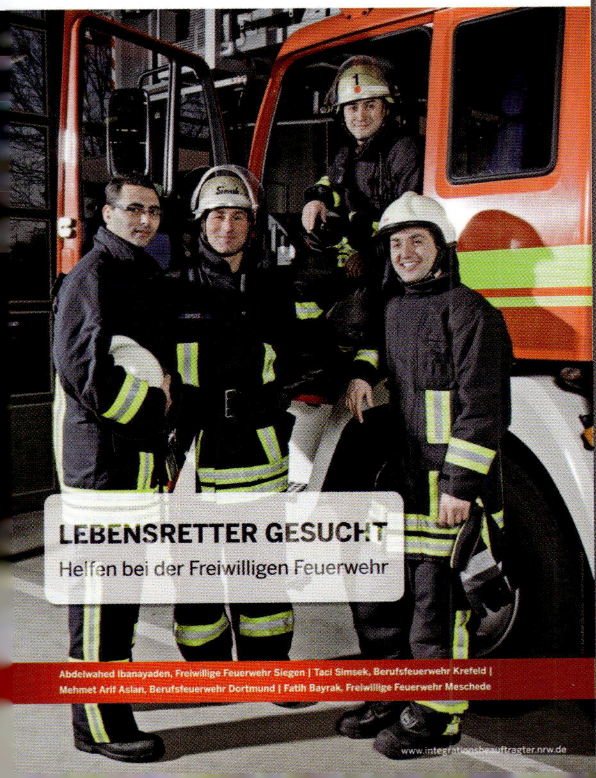

Bundesamt
für Migration
und Flüchtlinge

Informationen zum Thema Integration

Was ist ein Integrationskurs?
Wo finden Migranten Hilfe und Ansprechpartner?
Diese und viele weitere Fragen beantwortet das Internetportal Integration des Bundesamtes für Migration und Flüchtlinge unter der Adresse:
www.integration-in-deutschland.de

Die zentrale Informationsplattform zum Thema Integration richtet sich an Zuwanderer, interessierte Bürger und Akteure der Integrationsarbeit.

Sie ist anschaulich gestaltet, leicht verständlich und bietet umfassende Informationen in den Sprachen Deutsch, Englisch, Russisch und Türkisch.

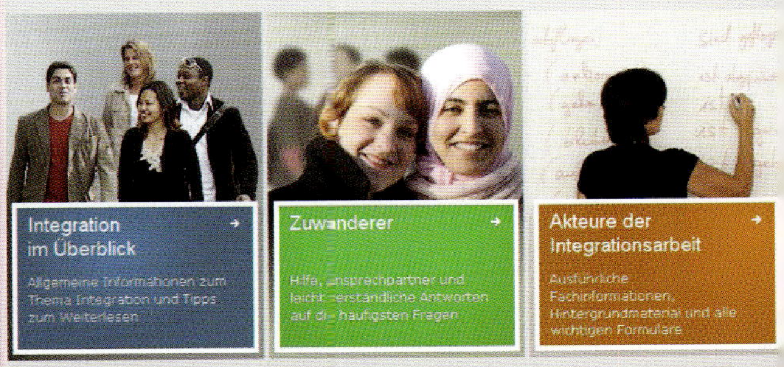

Krankenversicherungsschutz
Man sollte sich grundsätzlich vor jeder Auslandsreise bei seiner Krankenversicherung nach dem Auslandskrankenversicherungsschutz erkundigen.

Reiseapotheke
in Absprache mit dem Hausarzt/in Abhängigkeit von Reiseziel, -dauer und Reiseart
- Mittel gegen einfache Schmerzen und Fieber wie Paracetamol, Diclofenac und/oder Butylscopolamin gegen Krämpfe
- Magen-/Durchfallmittel: Loperamid, Elektrolyt-Lösungen, Metoclopramid-Tropfen, Perenterol-Kapseln, leichtes Abführmittel
- Antibiotikum gegen schwere Diarrhoe oder Blasenentzündung
- Antihistaminikum, Mückenspray, Zeckenzange, Moskitonetz
- Nasenspray, Hustensaft, Fieberthermometer
- Sportsalbe wie Diclofenac Gel
- Wundpflaster, je 1 Mullbinde 4, 6, 8 cm, elastische Binde je 8, 10 cm
- Hautdesinfektion, Heftpflaster, kleine Schere, Handschuhe
- eigene Dauermedikamente in der Originalpackung und mit Rezeptkopie resp. Attest vom Hausarzt über den persönlichen Medikamenten- und Spritzenbedarf entsprechend der Einfuhrbestimmungen
- Ersatzbrille, Sonnenbrille, Sonnenschutzmittel
- Kondome, Scheidenpilzsalbe/-zäpfchen
- Stützstrümpfe bei längeren Flugreisen

Spezielle Fragen an den Hausarzt

Malariaprophylaxe, Gelbfieberimpfung, Hepatitisimpfung, Meningokokken?

التأمين الصحي
ينبغي على كل شخص يرغب في السفر الاستفسار لدى تأمينه الصحي عن خدمات التأمين الصحي في الخارج.

صيدلية المسافر
بعد الاستشارة مع طبيب العائلة
حسب وجهة, نوع ومدة السفر

- أدوية للتخفيف من الآلام والحمى مثل باراسيتامول, ولمعالجة التشنجات مثل ديكلوفيناك أو بوتولسكوبول أمين.
- ينصح باستعمال الادوية التالية في حالة الاسهال أو أوجاع المعدة: لوبراميد, محلول اليكتروليتي, ميتوكلوبراميد, حبوب بيرينتيرول: للتخلص من الامساك.
- مضادات حيوية في حالة الاسهال أو التهاب المثانة
- أدوية مضادة للحساسية: بخاخ ضد الحشرات, ملقط القراد (نوع من انواع الحشرات), ناموسة.
- بخاخ للانف, شراب للسعال, ميزان حرارة, مرهم للرياضة: مثل ديكلوفيناك
- لصقة جروح : ربطة مرنة من قياس 8 أو 10 سم , أو من نوع الشاش قياس 4 ,6أو 8 سم
- معقم للجلد لاصق جروح, مقص صغير وقفازات
  أدوية لمعالجة الأمراض المزمنة عند الضرورة لها مع وصفة من الطبيب.
- يجب أن تكون كمية الحقن والأدوية المصطحبة للإستعمال الفردي فقط
- نظارة بديلة (احتياطية), نظارة شمسية, واقي من أشعة الشمس, وسائل منع الحمل, كبود (واقي ذكري)
- جوارب واقية في حالة السفر لفترة طويلة

استفسارات موجهة لطبيب العائلة
الوقاية من الملاريا, تطعيم ضد الالتهاب الكبدي الوبائي, تطعيم ضد الحمى الصفراء, البكتيريا المكورة السحائية ؟

Pages web sur la médécine pour le voyageur • Internetadressen zur Reisemedizin • صفحات الكترونية
www.rki.de; www.crm.de (–> Gelbfieber-Impfstelle); www.healthinfotranslations.com
www.bmgfj.gv.at (Gesundheit –> Gesundheitsförderung –> Impfen –> Gelbfieberimpfstellen)
www.bag.admin.ch/themen/medizin (–> Infektionskrankheiten –> Impfungen –> Reisemedizin)
www.fit-for-travel.de; www.dtg.org; wwwn.cdc.gov/travel/contentYellowBook.aspx